La simplicidad de la pérdida de peso.

Un trabajo de: Elias Arevalo (Coach Eli)

Indianapolis In 46268

USA

fitness, army y mente.

Agradecimiento

Antes que nada a Dios por ser siempre tan generoso conmigo aun cuando le fallé, cuando me alejé, él estuvo a mi lado en todo momento. Agradezco a mi señora Esposa, Jenny Arevalo, por soportarme y creer en mí, a ojos cerrados. A mis padres por mi formación y por todo su amor y respaldo, a mis hermanas por estar siempre ahí para mi, especialmente Carol, gracias por entenderme y cuidarme aun con cientos de millas a distancia estás pendiente de mi salud mental y emocional como siempre. Gracias también a todas las personas que a lo largo de los años han confiado en mi profesionalismo y dedicación a este hermoso y maravilloso mundo del fitness.

Elias Arevalo | Coach Eli

Indianapolis IN. USA

Antes que nada, te cuento cómo entré en esta locura que todos amamos y que cariñosamente llamamos Fitness.

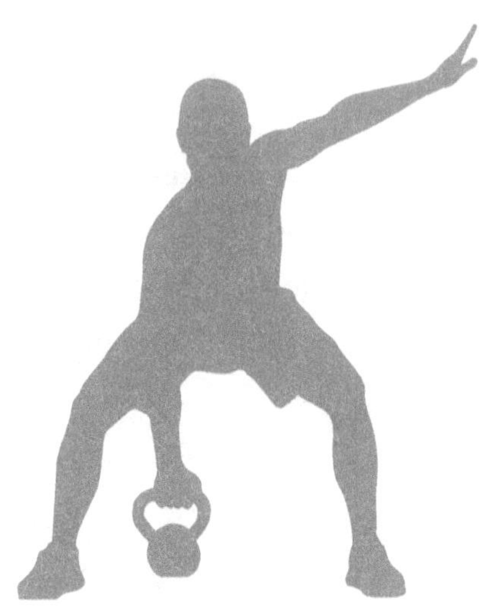

Intro

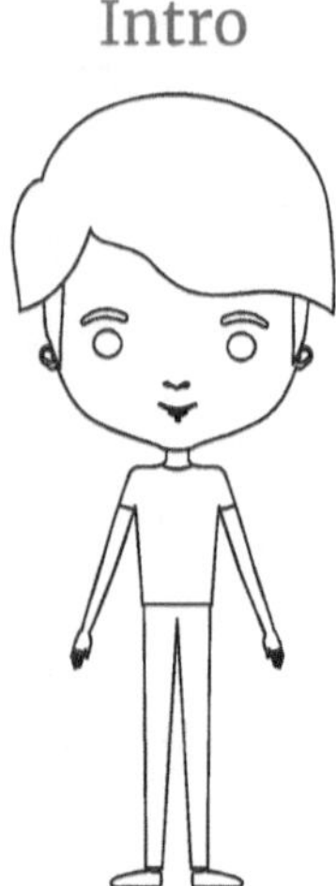

Tenía 18 años cuando pensé en preocuparme por mi apariencia física, en ese tiempo no por estar sobre peso, todo lo contrario, pesaba 146 lb y medía solamente 24 pulgadas de cintura. Osea, era un palillo.

Recuerdo que comía mucho, e incluso alguien me recomendó comprar batidos de proteína y pues con toda la fé la compré y me la tomaba todos los días. Qué iba a saber que sin entrenamiento y la alimentación adecuada esa proteína no me iba a dar ningún resultado.

El tiempo pasó en un abrir y cerrar de ojos, en un periodo de 2 años para ser exacto. Aumenté de 146 lb a 306 lb, de ser 24 pulgadas en la cintura a 44 pulgadas.

Nunca me percaté de lo obeso que me estaba poniendo, nunca supe cómo, solo se que me dolía las rodillas, la espalda, me costaba descansar, me despertaban mis propios ronquidos y me sentía cansado todo el tiempo, mi lívido por el suelo, y con el, mi autoestima.

Hice una cita para un chequeo y averiguar por que no podía dormir y por que roncaba tanto. La respuesta fue fulminantemente concreta. ESTÁS DEMASIADO OBESO, fueron las palabras del médico.

La obesidad era una palabra poco familiar, pues ningún miembro de mi familia había padecido de esto, y la idea que yo tenía al respecto era que para considerar una persona con obesidad, esta tendría que pesar por encima de 400 lb. Valla que no sabía nada de BMI ni nada de eso.

Me dijo el médico, estás a tiempo, solo es cosa de que tengas actividad física y hagas mejores decisiones alimenticias. Tan fácil que suena, ojalá así fuera a la hora de ponerlo en práctica.

Ese mismo día entraba a una tienda y me abordó una señora de aspecto muy amigable, con una sonrisa me dijo, te gustaría asistir a nuestro club, comemos saludable y hacemos ejercicios.

Wow! hasta esta señora lo nota pensé, de verdad que si estoy gordo.

Lastimosamente no tengo tiempo le dije, trabajo todo el día y no podría sacar tiempo para ir, tal vez más adelante.

vaya mentiroso, si realmente tenía todo el tiempo del mundo pues era dueño de mi propio negocio y podía controlar mi horario.

La señora me dijo - no hay problema, que tal si paso por su negocio y le hacemos una evaluación... Estuve de acuerdo y al siguiente día ahí estaba, con una pesa, un medidor de grasa eléctrico y una revista.

El peso ya lo sabía, pero no sabía qué porcentaje de grasa tenía.

Los resultados fueron, 306 lb 52% de grasa, lo que equivale a 159.2lb de grasa ... Mi corazón se hizo del tamaño y aspecto de una pasa.

no podía creer que en mi cargaba 159.2lb de "manteca"

El peso de una persona no es tanto lo que importa, importa que tanto de ese peso es masa (Peso magro) y que tanto es grasa.

Hay personas que pueden pesar 250 lb pero tienen un porcentaje de grasa de 10, y por otro lado hay personas que pesan 250 lb pero como yo, con un porcentaje de más de 50.

La grasa en un hombre por arriba de 30% representa una gran cantidad de grasa visceral, cosa que nos provoca todo tipo de problemas de salud como:

problemas cardiovasculares, respiratorios, diabetes, dolores articulares, alta presión, aumento excesivo de los triglicéridos, por mencionar algunos.

Motivado y dispuesto a retomar mi salud antes de que el problema se hiciera más grave, fui a inscribirme al gimnasio, y quería todo, absolutamente todo lo que pudieran ofrecer, entrenador personal, nutriólogo, psicólogo, arqueólogo y lo que fuera.

Terminé firmando un contrato de un año de más de 4 mil dólares, todo por las ganas de retomar mi estado físico.

Mi entrenador era el típico "Mamado" engreído que piensa más en El que en sus clientes, que entrena rápido a sus clientes para poder el hacer su rutina, que está entrenando el cliente y El, haciendo curls de bicep, ósea era un desquiciado pero el man tenia tremendo cuerpo entonces en mi ignorancia yo pensaba, si él se ve bien me puede hacer ver mamado también, él conoce el camino, supongo.

Con el pasar de las semanas había algo que no me cuadraba, Él le daba todos los días la misma rutina a todas las personas, es decir, desde una señora de 60 años, hasta un muchacho de 14, con los mismos ejercicios.

Un día entré al sauna, como lo hacía todos los días con la esperanza de que el calor me derritiera la grasa, y valla que sudaba y según yo sudaba la grasa.

Quién sabe qué cara de decepción tendría en ese momento que el muchacho que estaba al lado me preguntó:

Estás desesperado verdad?

Perdón? Repliqué.

Se ve que estás desesperado, no te desesperes, bajar de peso toma tiempo.
Si, contesté. Tengo que tener paciencia, pero es que también siento que mi entrenador no me está entrenando o asesorando de la forma correcta...

Mira, para que bajes de grasa tienes que cuidar lo que comes, eso es más de alimentación, contestó.

Creo ese ha sido el mejor consejo que me han dado en la vida, por lo menos el que me despertó la curiosidad, y en ese preciso instante manejé hasta una librería para comprar algo de literatura que me mostrara el camino de la buena alimentación.

Entré a ese lugar, (Barnes & Noble) Intimidante librería.

-Disculpe, dónde se encuentran los libros de nutrición?

-Pasillo 14-A

-Gracias!

-Necesita ayuda?

-No gracias, ya sé lo que estoy buscando..

Que iba a saber yo lo que estaba buscando, no tenía idea.

Caminé hacia el pasillo 14-A ,pero era del tamaño de un camión de 18 ruedas, y ahora qué hago? Me pregunté.

Como no tenía idea de como comenzar, tomé el primer libro que me llamó la atención:

"Understanding Normal and Clinical Nutrition"

(Entendiendo la nutrición normal y clínica)

Este libro abrió en mí la curiosidad que más adelante se convertiría en pasión por la nutrición.

Con el pasar de los meses, devoré libro tras libro sobre nutrición clínica y deportiva, dejé a mi entrenador y comencé a experimentar en mí la buena alimentación. Un año más tarde había bajado de 306 lb a 185 lb. Las personas que me conocieron más "cachetón" me preguntaban qué había hecho para bajar de peso, y pues no me creían que simplemente haciendo mejores elecciones en mi alimentación.

Un día decidí ayudar a un muchacho obeso que asistía al mismo gym y lo hice bajar más de 86lb en un periodo de 10 meses, ese muchacho me daba las gracias cada vez que me veía y me enamoré de esa sensación cuando alguien te aprecia y agradece lo que has hecho por el o ella.

Decidí estudiar.

Certificación tras certificación, todas de nutrición, hasta que un día después de haber bajado hasta 168 lb quise comenzar a enfocarme más en mi apariencia, quería saber que se sentía tener más músculos, ser más fuerte. Entonces me dediqué a

aprender de libros, revistas y vídeos. Cómo entrenar para hipertrofia, para fuerza, para movilidad y elasticidad, y que creen? Que descubrí mi otra pasión. El hierro, el dolor, el ardor, el entrenamiento.

Entre a trabajar a un gimnasio de corporación muy reconocido en la ciudad, comenzando como "Nutrition Advisor" del club, hasta que mi jefe me sugirió tomar un par de certificaciones como entrenador personal, hice caso, las tome y me convertí en un periodo de dos años en el entrenador principal no solo de uno si no de 3 clubs, hasta llegar a ser "PT Manager" y tener a cargo a más de 22 entrenadores.

Duré alrededor de 4 años trabajando de esta manera como medio tiempo, pues también trabajaba como reclutador para el Army National Guard del estado de Indiana y también atendía mi negocio de Barbería.

Llegó el momento en el que me sentí listo para dar el siguiente paso, abrir mi propio negocio.

Desde el 2015 venimos transformando cuerpos, mentes y vidas. Hemos tenido una gran aceptación y al mismo tiempo cierta fama de ser muy exigentes y duros con nuestros clientes. Y en parte tienen razón, exigimos porque nos interesa el cambio de nuestros clientes, mantenemos nuestra esencia, "entrenamiento con carácter militar".

Esto es refiriéndonos no a la dureza de nuestro entrenamiento, no estamos preparando a nadie para la guerra, tampoco es un Boot Camp militar, nos referimos a "Carácter Militar" porque incentivamos a nuestra gente a descubrirse y lograr lo que quieren. Con sacrificio y con sudor se puede obtener lo que uno quiera, siempre y cuando se aplique los valores militares:

Lealtad.

En nuestro caso, ser leal con el entrenamiento, tu alimentación, tu proceso y tus compañeros y compañeras.

Deber.

Cumplir con tus responsabilidades y realizar tus tareas como parte de un equipo, sin tomar atajos.

Respeto.

Trata a los demás con dignidad y respeto mientras esperas que los demás hagan lo mismo. Ese es el Código del soldado y también el nuestro.

Desinterés.

Servir desinteresadamente, sin pedir nada a cambio, ayudar a tus compañeros.

Honor.

Desarrolle hábitos honorables y viva de acuerdo con nuestros valores en cada elección que haga, dentro y fuera del gimnasio.

Integridad.

Defender lo que es correcto, legal y moral, sin hacer ni decir nada que engañe a los demás.

Coraje.

Enfréntate al miedo moral o la adversidad, mientras defiendes y actúas de acuerdo con las cosas que sabes que son honorables.

United States Army

Me cambió la vida

Mi sueño desde niño era ser soldado, pero no cualquier soldado, quería ser parte de la armada más poderosa del mundo, The Us Army.

El Army cambió en mí muchas cosas, por ejemplo: -

No permitir que nunca alguien me frustre los sueños, trabajar duro y con disciplina para lograr mis objetivos por lejos que estos parezcan.
-Puedo ser todo lo que yo quiera ser sil e pongo el coraje y la dedicación al asunto.
 -Nunca sabremos la capacidad que tenemos, física y mental, hasta que nos vemos en la necesidad de utilizar esas habilidades.
-Un hombre preparado es capaz de adaptarse a cualquier ambiente, a cualquier situación.
 -El miedo es solo un sentimiento que podemos controlar por medio de la confianza en nuestro entrenamiento.
-En el peor de los casos,si tienes miedo,haz las cosas de todos modos, con miedo pero hazlas.

Aprendí mucho de supervivencia.

-Identificación de amenazas por medio de la lectura no verbal.

-Compañerismo, amarnos entre soldados,la lealtad que se desarrolla entre compañeros de combate no se desarrolla en ningún otro ambiente laboral.

-El mundo da vueltas rápido y hay que utilizar el tiempo para hacer cosas pro-activas, útiles, que tengan un valor para nosotros y la comunidad.

-Lo maravilloso que se siente portar el uniforme con esa bandera hermosa en el hombro, y la representación de tu familia con tu apellido en el pecho y el US Army sobre el corazón.

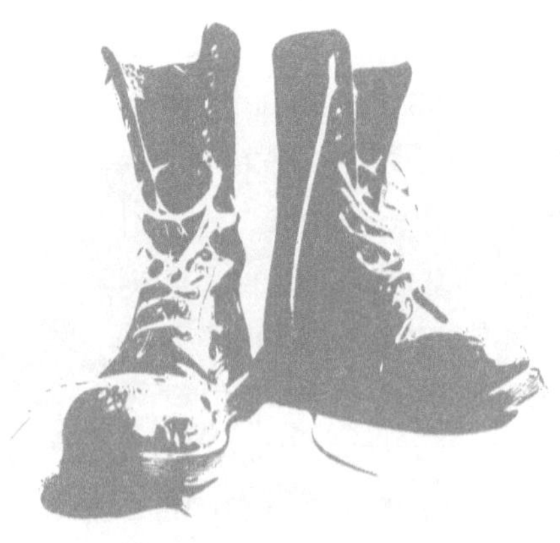

Son tantas cosas que me enseñó la institución que muchas de esas se las transmito a mis clientes durante los entrenamientos, para que crean en ellos y sepan que no hay un límite de edad, que no hay sueño que no se pueda cumplir si nos lo proponemos, que todos tenemos grandes capacidades esperando por ser descubiertas, que la disciplina se puede desarrollar y podemos transformar nuestras vidas si creemos en nosotros, y esa confianza nos la da cada entrenamiento, cada día que pasa y llevamos nuestros planes al pie de la letra. Cada reto, cada repetición, cada ejercicio.

Somos indestructibles, somos fuertes y somos capaces y si completamos nuestro entrenamiento satisfactoriamente podemos conquistar el mundo y crear labilidad para lograr lo que sea que nos propongamos en nuestra vida laboral, de pareja, de familia, como padre e hijos, como esposos y esposas, como jefes y empleados y de mil maneras más.

La institución me enseñó cómo vencer mis miedos, e incluso cómo utilizar las malas experiencias que había tenido en mi vida, a mi favor.

Sacarle ventaja a los malos recuerdos, usarlos como energía para impulsarme a hacer cosas que jamás me hubiera imaginado que sería capaz de hacer.

Creo en mí seguridad, confianza y la habilidad de luchar por las cosas que me propongo, hacer uso de la razón y ser táctico y responsable en mi toma de decisiones leves o complejas.

Muchos sirven a las fuerzas armadas por interés a los estudios (Que por cierto debo al Army toda mi educación en fitness, nutrición, psicología y como soldado con 2 ocupaciones militares.

Definitivamente le debo gran parte de lo que soy como persona y como profesional al US Army.

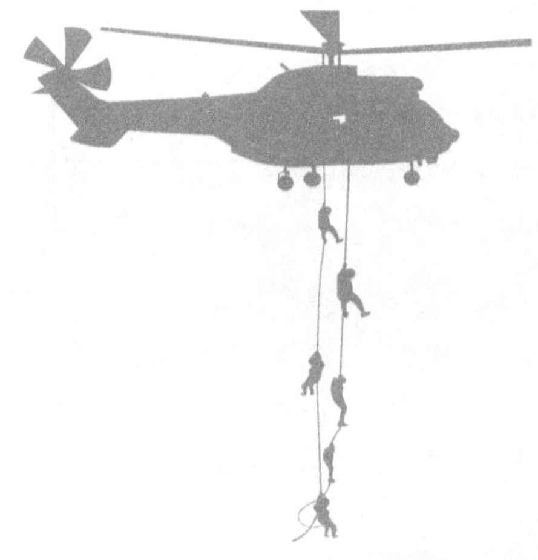

La fuerza mental es superior a la fuerza física.

A lo largo de los años he aprendido que para brindar resultados a mis clientes no basta con el conocimiento en nutrición y movimiento, simplemente no es suficiente. La parte más difícil es llegar a la mente de aquellos que pretendemos entrenar y cambiar.

No importa que tan bueno sea el plan que les estructuremos, si no entramos en sus mentes y los ayudamos a desarrollar disciplina, difícilmente llegarán a los resultados que podrían lograr. Hay que hacer que cada individuo crea y confíe en sus capacidades, pero cómo logramos esto?

La comunicación, la importancia de la psicología deportiva, el arte de seducir a nuestros clientes hacia la dedicación y perseverancia, el entendimiento de la mayor herramienta que tenemos en fitness, la paciencia.

Muchas veces tenemos el talento para lograr cambios en nuestro cuerpo, en nuestro comportamiento y en la forma de ver la vida, cambios drásticos, cambios que posiblemente ni nosotros mismos nos imaginaríamos. El problema es que en su gran mayoría nos sentimos caducados, como si nuestro tiempo ya hubiera pasado, como si existiera un determinado lapso, un cierto número de años como límite para poder cambiar nuestros aspectos físicos y mentales, cuando la realidad es que no existe un tiempo límite para lograr resultados en nosotros, no hay una edad que te impida tomar la decisión de disminuir tu grasa corporal o tener simplemente una vida más activa, más saludable. Yo he conocido personas que han comenzado a entrenar después de los 40 años, incluso después de los 50 años, y cuando las vemos pensaríamos que llevan entrenando toda su vida, por sus grandes cambios, por sus grandes cuerpos, por su resistencia cardiopulmonar, por el nivel de elasticidad y explosividad que tienen en los movimientos, y su resistencia muscular. Nunca es tarde, y no importa en qué posición te encuentres en este momento, no importa en qué estado físico e incluso no importa en qué estatus económico, porque cuando se quiere lograr resultados, se entrena donde sea, la máquina más maravillosa que tenemos para entrenar es nuestro propio cuerpo, y si tenemos las habilidades motoras suficientes, podemos entrenar en cualquier lugar y claro esto de la mano del control de lo que llevamos a nuestra boca, el control en nuestra alimentación.

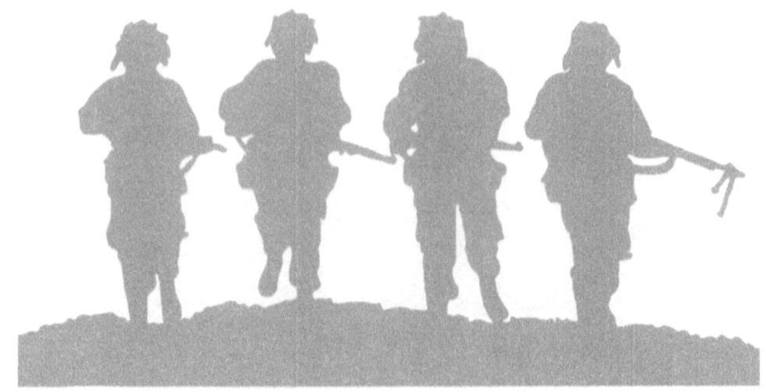

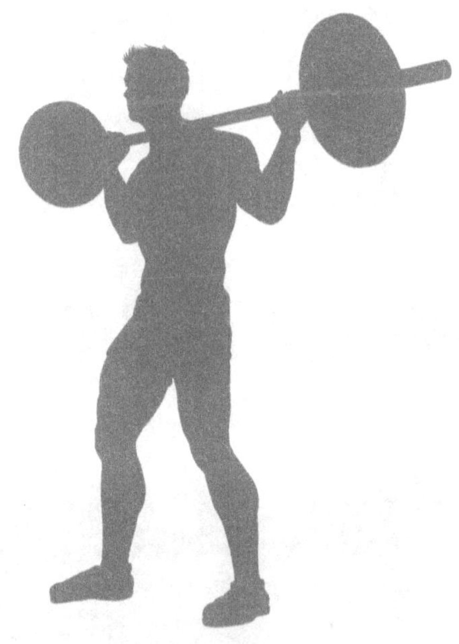

"Que desgracia para un hombre envejecer sin haber conocido la belleza y fuerza de la cual su cuerpo es capaz" Socrates.

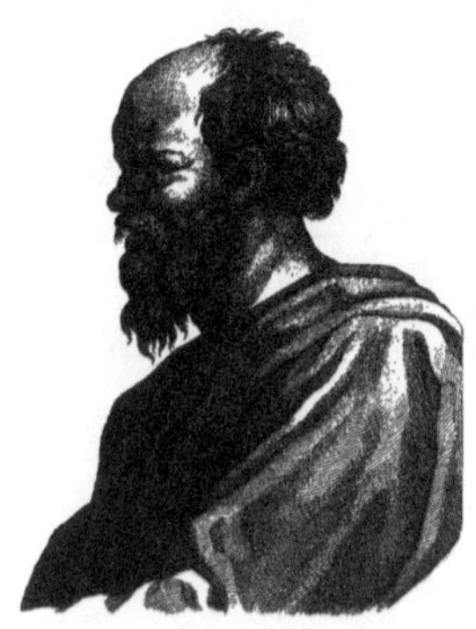

Si yo les hiciera un resumen de la magnitud de cambios que he visto a lo largo de todos los años que llevo entrenando y preparando gente, se sorprenderían. Quizás pensarían que les estoy tomando el pelo o que simplemente estoy exagerando.

Yo he visto personas que nunca habían entrenado en su vida, y de repente les da por comenzar a entrenar, se enamoran de la disciplina, se enamoran del ardor en los músculos durante el entrenamiento y se enamoran obviamente de los resultados. al punto que continúan entrenando día tras día, mes tras mes, año tras año hasta lograr un cuerpo que nunca en su vida hubieran imaginado tener.

La capacidad que tenemos para cambiar nuestros cuerpos es impresionante, la capacidad que nuestros cuerpos tienen para cambiar es impresionante. Se requiere de mucha dedicación, determinación, valor, hay que dejar el miedo en la gaveta, hay que tomar riesgos y descubrir nuestro potencial. Yo siempre he dicho que el tener un cuerpo trabajado, un cuerpo que se nota que ha sido modificado a punta de entrenamiento y buena alimentación, no tiene precio, porque no importa cuán millonaria sea la persona, si no tiene el corazón y la disciplina, no llegaría a ningún lado. No importa si el individuo tiene todo el dinero del mundo, ¿cómo podríamos comprar la dedicación? ¿Cómo encontraríamos un microchip que pudiéramos implantar en la mente de una persona para que tome decisiones correctas a la hora de comer, y más que nada cuando nadie lo está viendo? Porque esa es la parte más difícil, hacer las cosas bien cuando nadie te está observando.

En este libro vas a aprender muchas cosas, no solamente las razones por la que tal vez has aumentado tu peso, no solamente el camino que deberías seguir en cuestión de alimentación y movimiento y las decisiones que deberías tomar a la hora de elegir tus alimentos.

Sino que también aprenderás de muchas historias que voy a compartir contigo, historias de personas que he conocido a lo largo del tiempo, y que podría utilizar como ejemplos buenos y malos para ayudarte a salir victorioso o victoriosa de tu proceso de pérdida de grasa corporal. ¿Estás listo? Entonces vamos a comenzar a adentrarnos de una manera simplificada en todo lo que tiene que ver con la disminución de grasa corporal, y el aumento y mantenimiento del peso magro.

El amor engorda.

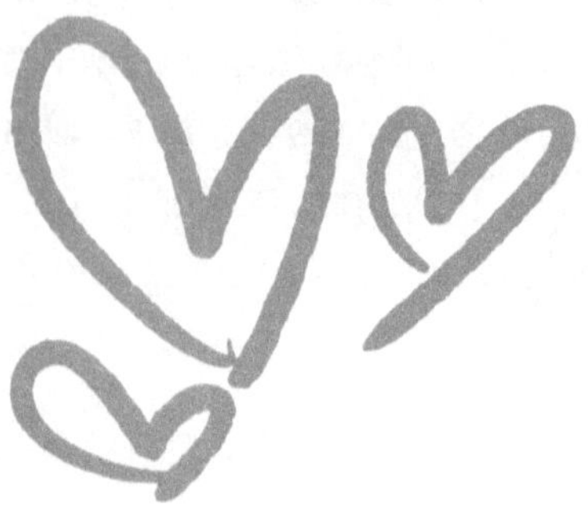

Ester era la muchacha más bonita de su secundaria, era la más popular, no solamente era la reina de su institución educativa, sino que también era la reina del pueblo.

Como todas las muchachas de su edad, Esther soñaba con casarse, vestida de blanco, caminando hermosa y radiante con una sonrisa hacia el altar. Y se le cumplió, se casó con el hombre que siempre amó, con el hombre al que ella decidió dedicarle su vida, con el que ella se prometió una vida feliz y duradera, como dice el dicho, hasta que la muerte los separe.

Se mudaron a Estados Unidos, tuvieron dos hijos, una niña y un varón, a su esposo le estaba yendo estupendamente bien en su trabajo, ella se convirtió en un ama de casa, una mujer hogareña dedicada a su marido y a sus hijos.

Estaba a cargo de la escuela de los niños, llevarlos y traerlos, prepararles sus alimentos, preparar sus uniformes, preparar sus actividades después de la escuela. El niño estaba en soccer y la niña en clases de natación. Esther tenía siempre que tener todo preparado para su marido, la comida hecha para cuando él llegara del trabajo, la comida hecha para que él llevara al trabajo al siguiente día.

Esther era una mujer que reconocía ser bendecida, con una familia perfecta, con un marido trabajador y una casa hermosa, con dos hijos ejemplares, buenos en la escuela y en el deporte, pero todo era tan bonito y tan maravilloso que ella le dedicaba todo su amor, al punto que no tenía tiempo para ella.

Ester no era la misma muchacha hermosa que su esposo Manuel había conocido, Esther ponía a sus hijos y a su familia completa antes que a ella, prefería comprar ropa para los hijos en vez de comprar ropa para sí misma. Y de esa manera se fue confiando y relajando hasta que un día, al enterarse que su esposo tenía interés para con otra mujer, descubrió quién era la mujer, y viendo una foto en su teléfono se dijo así misma,- *Pero si esta mujer no me llega a los tobillos, pero si yo soy bonita...* levantando la mirada y viéndose al espejo, solamente para descubrir que ya no era la misma que Manuel había conocido. Que ya no estaba esbelta, maquillada y arreglada, que las raíces del último tinte le llegaban a los hombros, que hacía tiempo que no se sacaba la cejas, que no usaba pintalabios y que simplemente había perdido su figura, ahora con 60 libras por arriba de lo que pesaba antes de casarse, era evidente que no era la misma persona.

Pero cómo llegué a este cuerpo se preguntó, cómo es posible que me descuidé a esta magnitud?

La respuesta era sencilla, fue el amor, el amor a la familia, el amor al marido, el amor al estilo de vida la hizo que se olvidara de su amor propio.

Éste es el caso de muchas personas, es una situación que se repite una y otra vez, la señora que se dio cuenta del descuido que tuvo en sus hábitos alimenticios, y el afán de tener una vida sedentaria, y se ha enterado, de la manera más cruel, ha abierto sus ojos, ahora se ha dado cuenta que su marido por muy viejo que esté, tiene interés por aquellas mujeres que se ven más delgadas y arregladas que ella. Y el problema no termina ahí, porque con el paso de los años la familia, especialmente el esposo, se ha acostumbrado a ese estilo de vida, él quiere que su mujer siga con el mismo ritmo, con las mismas atenciones, y te preguntarás, pero entonces porque él se fija en otras mujeres? El asunto es que esto es algo que tal vez él hace por instinto, pero esto no significa que no quiera a su esposa, tampoco es cuestión de justificar una infidelidad, pero es que su esposa se ha convertido de una manera inconsciente o indirecta, en la persona que tiene todo en regla en la casa, entonces llega al momento en el que el hombre vea esa mujer no como su esposa sino como alguien a quien le debe mucho respeto, mucho cariño, porque es la mujer que le cuida su ropa, es la mujer que le hace la comida y la mujer que le cuida y atiende a sus hijos.

Lo más triste es que en el preciso momento en el que esta señora quiere tomar cartas en el asunto, comenzar a ir al gimnasio, contratar un nutricionista, buscar la manera de arreglarse un poco más y preocuparse por su imagen, él no lo permite, o simplemente no lo aprueba, o muestra su desacuerdo.

Y las palabras que utilizan para justificar esto Son:

-Te ves bien cómo estás,
-Yo así te quiero.
-No hay necesidad de que bajes de peso.

O peor aún los insensatos manipuladores que las frases que utilizan son las siguientes:

-Ya estás vieja ya no vas a bajar.
-Eso de hacer ejercicio es para las personas jóvenes.
-Mejor dedícate a tus hijos.
-Estás yendo al gimnasio y estás descuidando a los niños.
-Mi ropa no está lista por tu necedad de ir al gimnasio.

-Ya nunca vas a bajar porque ya estás
demasiado gorda.
-Tú solamente vas al gimnasio a buscar o a
ver hombres.

El asunto es que te van a poner 100.000 obstáculos
para mantenerte en la casa, porque a la larga a
nosotros como hombres nos gusta que la mujer se
quede en casa, no sé si esto tiene que ver algo con la
cultura, no sé si es el machismo, o simplemente
falta de educación, pero a la larga el hombre lo que
quiere es que su mujer se mantenga encerrada
mientras él hace y deshace en la calle.

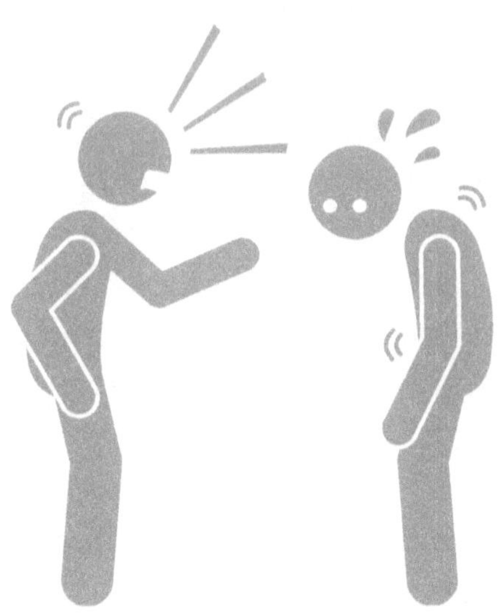

Aquí es donde tenemos que tomar en cuenta lo que realmente importa, no vamos a menospreciar todo lo que hacemos por nuestros hijos y por nuestras parejas, pero tampoco podemos no apreciar nuestra salud emocional. Ustedes como mujeres también valen, y también se merecen un tiempo para ustedes, para que se dediquen a algo que no tiene que ver con la familia, algo que sea exclusivamente para ustedes y su bienestar mental, espiritual y emocional. El hecho de comenzar a practicar un deporte o simplemente tener una mejor actividad física, es algo que va a beneficiar a tu cuerpo, es algo con lo que vas a tener que lidiar tú y nadie más, los resultados los vas a disfrutar tú y nadie más, por tanto, si existe el apoyo de la familia bien, pero si no lo existe tienes que buscar la forma de hacer a tu familia entender que lo que te interesa es tener una mejor salud física y mental, y que no está dentro de tus planes descuidar a la familia, o salir a buscar hombres. Dale conocer a tu esposo, que tus planes son ponerte más bonita y más saludable para él y para tus hijos, por que tus deseos son disfrutar a tus hijos, verlos graduarse de la universidad y compartir con ellos siendo una mujer capaz y joven, y de igual forma tu intención es mantenerte siempre hermosa para tu hombre. Para que no tenga que ver a ningún lado y pueda sentirse orgulloso ansioso y maravillado de lo que tiene en casa como esposa.

Todos queremos que nuestras parejas tengan un autoestima saludable, saludable porque queremos que sea alto, más que no se convierta en ego, correcto? Entonces, el gimnasio y la buena alimentación, ayudan a que nos sintamos mejor y también mejora nuestra forma de autopercibirse, nuestro autoestima.

El gimnasio puede ayudar a mejorar la autoestima de varias maneras:

Al establecer metas de acondicionamiento físico y ver mejoras en la fuerza, resistencia o composición corporal, las personas pueden experimentar un aumento en el autoestima al sentirse orgullosas de sus logros personales.

El ejercicio libera endorfinas, que son conocidas como las "hormonas de la felicidad", lo que puede mejorar el estado de ánimo y reducir el estrés, lo que a su vez puede tener un impacto positivo en el autoestima.

El ejercicio regular puede ayudar a mejorar la forma física y la apariencia, lo que puede contribuir a una percepción más positiva de uno mismo.

Muchas personas encuentran apoyo social en el entorno del gimnasio, lo que puede ayudar a fortalecer el autoestima al sentirse parte de una comunidad de personas con objetivos similares.

En resumen, el gimnasio puede ser un entorno que fomente el crecimiento personal, la salud emocional y la conexión social, lo que a su vez puede contribuir a un mayor autoestima de forma general.

Ustedes no se imaginan la cantidad de personas que he atendido que se encuentran justamente en esta situación que les acabo de describir, es tan común que da tristeza, pero es lo que normalmente sucede, es tan común que ya ni importancia le damos.

Si tu situación es semejante, no te preocupes, a continuación te doy algunos datos de lo que tienes que hacer para comenzar a ver resultados en tu pérdida de peso.

Alimentación

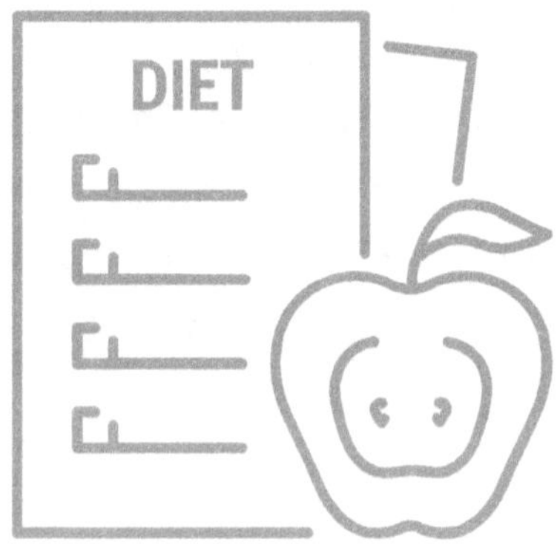

La dieta juega un papel fundamental en la pérdida de peso. Puedes enfocarte en consumir alimentos nutritivos y equilibrados, controlar las porciones y reducir la ingesta de alimentos procesados y azucarados, los carbohidratos, si te mantienes en un negativo energético definitivamente bajarás de peso. Identifica cual es tu tasa metabólica basal, tu BMR, para esto puedes bajar una aplicación gratuita, está por todos lados, solo vas a ingresar algunos datos personales, como tu edad, género, estatura, y con esto te dirá cuál es el número de calorías que tu cuerpo requiere a diario. Una vez tengas ese número, lo disminuyen un 15-25%, y el resultado es el número de calorías que tendrías que comer en déficit.

Ejercicio en casa

Aunque no vayas al gimnasio, puedes realizar ejercicios en casa, como entrenamiento con el peso corporal, yoga, pilates o ejercicios de cardio como saltar la cuerda o hacer burpees. Salir a caminar o correr al aire libre es una excelente forma de ejercicio cardiovascular que no requiere equipo especializado ni membresía de gimnasio.

Realizar tareas domésticas, subir escaleras en lugar de usar el ascensor, estacionar el auto lejos para caminar más, son formas de incorporar actividad física en la vida, buscar oportunidades para moverse más a lo largo del día, como estiramientos, baile, jardinería o cualquier actividad que te mantenga en movimiento.

Recuerda que la pérdida de peso saludable se logra a través de cambios sostenibles en el estilo de vida, por lo que es importante mantener la constancia y la paciencia.

Algo que siempre tenemos que tener en cuenta es que no hemos adquirido todo ese peso extra de la noche a la mañana. Y por lo tanto no vamos a bajar de peso de la noche a la mañana.

Esto es un viaje y es un viaje largo, es un viaje en el que tenemos que ser muy pacientes, en el que en muchas ocasiones nos vamos a ver trastornados, con ataques de ansiedad, muchas veces invitados a romper la dieta, nos van a tachar de antisociales, nos van a tachar de exagerados, pero mientras vayamos avanzando y vayamos viendo resultados, vamos a ir generando fuerza de voluntad para mantenernos dentro del plan y no darnos por vencidos. Tenemos que armarnos de paciencia, confiar en lo que estamos haciendo, no ver hacia los lados, si tenemos la certeza que estamos haciendo lo correcto, aunque no veamos resultados todos los días en la báscula o en el espejo. Tenemos que seguir empujando, viento en popa, con dirección a nuestro norte, porque los resultados vendrán, tarde o temprano los resultados vendrán. Esa es una de las herramientas más necesarias dentro de un plan de transformación corporal, la paciencia.

Peso magro vs Grasa corporal

Cuando tomamos en consideración el peso bruto, o el peso total de una persona, este lo dividimos en dos partes: la grasa corporal en libras y el peso magro.

Grasa corporal

La grasa corporal es un tipo de tejido adiposo que se encuentra en el organismo y cumple varias funciones importantes. Además de ser una fuente de energía, nuestro ahorro energético actúa como aislante térmico, protege los órganos vitales y participa en la producción de hormonas.

Existen diferentes tipos de grasa corporal, cada uno con características y funciones distintas:

Grasa subcutánea

Es la grasa que se acumula debajo de la piel y es comúnmente visible y palpable. Actúa como aislante térmico y sirve como reserva de energía. El exceso de grasa subcutánea está asociado con la obesidad.

Grasa visceral

Se ubica alrededor de los órganos internos, como el hígado, los riñones y el intestino. Aunque en pequeñas cantidades es necesaria para proteger y amortiguar los órganos, el exceso de grasa visceral está estrechamente relacionado con enfermedades cardiovasculares, diabetes tipo 2 y otros problemas de salud.

Grasa intramuscular

Se encuentra dentro de los músculos, rodeando las fibras musculares. En cantidades moderadas, ayuda en la función muscular y en la absorción de impactos. Sin embargo, un exceso de grasa intramuscular puede afectar negativamente el rendimiento y la fuerza muscular.

Grasa marrón

Es un tipo especializado de grasa que tiene la capacidad de generar calor. Ayuda a regular la temperatura corporal y puede ser beneficioso para controlar el peso y el metabolismo. La grasa marrón se encuentra principalmente en bebés y en menor cantidad en adultos.

Grasa beige

Es un tipo de grasa que se encuentra en pequeñas cantidades y tiene características tanto de la grasa blanca (acumuladora de energía) como de la grasa marrón (productora de calor). Puede activarse con el ejercicio y la exposición al frío.

Es importante mantener un equilibrio saludable de grasa corporal ya que un exceso de grasa, especialmente la grasa visceral, está asociado con riesgos para la salud. Mantener un estilo de vida activo, una dieta equilibrada y controlar el peso pueden ayudar a mantener un buen nivel de grasa corporal.

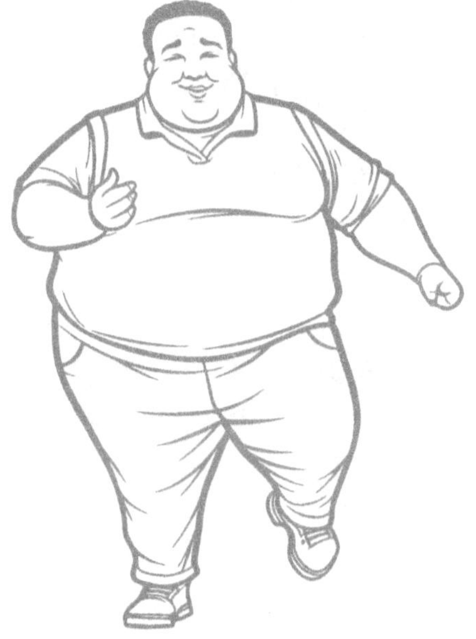

Peso magro

El peso magro, también conocido como masa magra o masa libre de grasa, se refiere a la cantidad de tejido corporal que no incluye grasa. Comprende principalmente músculos, huesos, órganos y agua corporal, es decir, todo lo que no sea grasa.

El peso magro es importante de tener en cuenta en el contexto del peso corporal total, ya que nos proporciona una idea más precisa de la composición corporal de una persona. Mientras que el peso total incluye tanto la grasa como el peso magro, el peso magro es más relevante para evaluar la salud y la composición corporal.

La masa magra es metabólicamente activa y desempeña un papel crucial en el mantenimiento del metabolismo basal, el equilibrio de nutrientes y la función óptima del organismo. También está relacionada con la fuerza muscular, la resistencia y la salud ósea.

Para medir el peso magro de una persona, se puede realizar una evaluación de composición corporal utilizando métodos como la bioimpedancia eléctrica, la absorciometría de rayos X de doble energía (DEXA), el método del pliegue cutáneo, entre otros. Pero para simplificarlo, puedes ir a cualquier gimnasio en tu área, en la mayoría de los casos, estos ofrecen mediciones de grasa y evaluaciones gratis.

Estas técnicas permiten determinar el porcentaje de grasa corporal y, a partir de ahí, calcular el peso magro.

Es importante tener en cuenta que el peso magro puede variar entre individuos, ya sea por diferencias genéticas, género, nivel de actividad física, edad y otros factores. Obviamente los hombres tenemos mas existencia de peso magro, esto por la existencia en mayor cantidad en comparación a las mujeres, de la hormona de Testosterona. También es importante destacar que el aumento de la masa muscular a través del ejercicio y la nutrición adecuada resulta en un aumento del peso magro, lo cual es de mucho beneficioso para la salud y la forma física general.

¿Cuál es el porcentaje de grasa que se considera saludable en las personas?

El porcentaje de grasa corporal saludable varía según el género, la edad y la composición corporal individual. A continuación te voy a dar una idea de los rangos generales de porcentaje de grasa corporal considerados saludables en adultos:

Para hombres

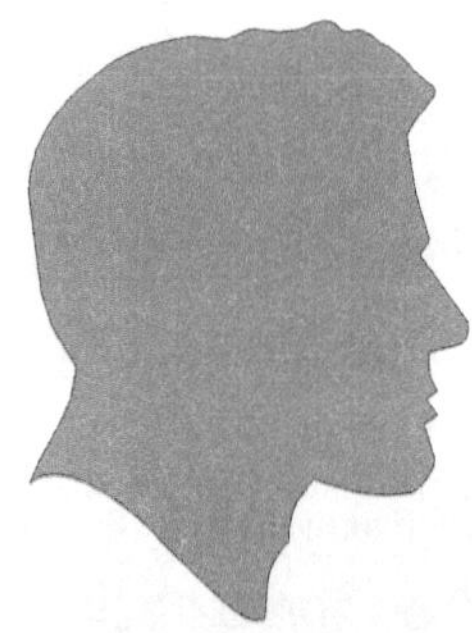

Un rango saludable de grasa corporal generalmente se encuentra entre el 15% y el 20%. Sin embargo, el rango promedio en hombres adultos suele ser del 25% al 35%. Un porcentaje de grasa corporal por debajo del 8% se considera extremadamente bajo y puede ser perjudicial para la salud.

Para mujeres

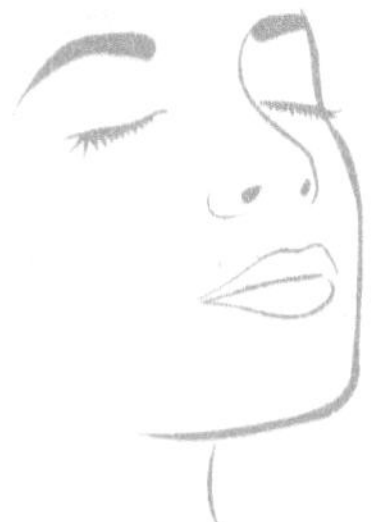

Un rango saludable de grasa corporal generalmente se encuentra entre el 18% y el 25%. El rango promedio en mujeres adultas que tiene poco o nada de actividad física suele ser del 28% al 40%. Tener un porcentaje de grasa corporal por debajo del 20% puede tener implicaciones negativas para la salud y la fertilidad.

Estos rangos son solo referencias generales y pueden variar según la fuente y el criterio utilizado para determinar la salud. Además, otros factores individuales, como la estructura ósea y la composición muscular, también pueden influir en los rangos de grasa corporal saludable.

Además del porcentaje de grasa corporal, es igualmente importante considerar la distribución de la grasa, como la grasa visceral, que se acumula alrededor de los órganos internos y puede estar asociada con un mayor riesgo de enfermedades cardiovasculares y metabólicas.

¿Qué entrenamiento es adecuado para la disminución de grasa corporal?

Cuándo pensamos en la disminución de grasa corporal, una disminución de peso, típicamente pensamos en ejercicios como correr, ejercicios como los aeróbicos. De alguna manera nos imaginamos ejercicios que nos producen sudoración. Y mientras más es la sudoración, más es la sensación de estar quemando grasa. Pero la verdad es que sudar es solamente una acción natural del cuerpo cuando se siente que la temperatura está aumentando, suda como un mecanismo de enfriamiento, pero no significa que se este quemando la grasa, Y aquí hay que aclarar algo muy importante, el término "quemar" Porque esto confunde, la grasa en si no se quema, se oxida, necesitamos estar en un entrenamiento oxidativo para utilizar la grasa durante el entreno.

Si pensamos en quemar grasa vamos a creer que el sauna quema grasa, que si calentamos las lonjas con cremas, vamos a quemar grasa y esto es totalmente falso, la grasa no se derrite.

Esto realmente no está del todo mal, hay dos maneras de entrenamiento principales, uno es el entrenamiento anaeróbico, o más conocido como el entrenamiento de pesas. Este es el entrenamiento que normalmente hacemos para generar un estrés lo suficientemente grande como para desarrollar un aumento de masa muscular, este tipo de entrenamiento es sumamente importante para ayudar a que nuestro cuerpo tenga un mayor consumo de calorías en reposo.

Hay un factor que debemos tomar en cuenta, que es sumamente importante, y este es el desarrollo del sistema mitocondrial. Las mitocondrias que se encuentran a lo largo de los músculos son las encargadas de la oxidación de los ácidos grasos, son las hogueras en donde nosotros por llamarlo de alguna manera procesamos la grasa para ser utilizada. Mientras más mitocondrias tenemos en nuestro cuerpo, mayores el consumo de grasa.

Pero cómo aumentamos el conteo mitocondrial?

Bueno pues esto se logra por medio del aumento del peso o el músculo. Por eso es que siempre escuchamos que músculos más grandes queman más calorías, pues las mitocondrias se multiplican y de esa forma podemos aumentar el consumo de calorías en reposo.

La utilización de la grasa como energía es un acto natural en nuestro cuerpo, pero para lograrlo es necesario exponer a este a una situación en la que sea necesaria la utilización de estas. Tal es el caso de un déficit o negativo energético, tal es el caso de un entrenamiento donde se requiere un consumo considerado de energía, tal es el caso de una reducción en el consumo calórico y un incremento en el gasto energético (la combinación de los dos)

En el caso del entrenamiento anaeróbico, o entrenamiento de pesas. No es exclusivamente para la utilización de la grasa como energía, porque la verdad es que este tipo de entrenamiento tiene como fuente de energía principal la glucosa, que es el derivado de los carbohidratos que consumimos, por lo tanto, el consumo de grasa en sí no es el objetivo.

Sin embargo, estamos trabajando en el aumento de músculo, lo que como mencionamos anteriormente, este equivale a un aumento en el conteo de mitocondrias y por consecuencia, un aumento en nuestro consumo calórico diario. Entonces al final de cuentas el entrenamiento de pesas es sumamente importante para dejar ir la grasa y mantenerla alejada de nosotros, evitar ese efecto rebote del que todos hemos sido víctimas en su momento.

El cuerpo tiene tres vías energéticas, las vías energéticas del cuerpo se refieren a los sistemas utilizados para producir energía durante la actividad física.

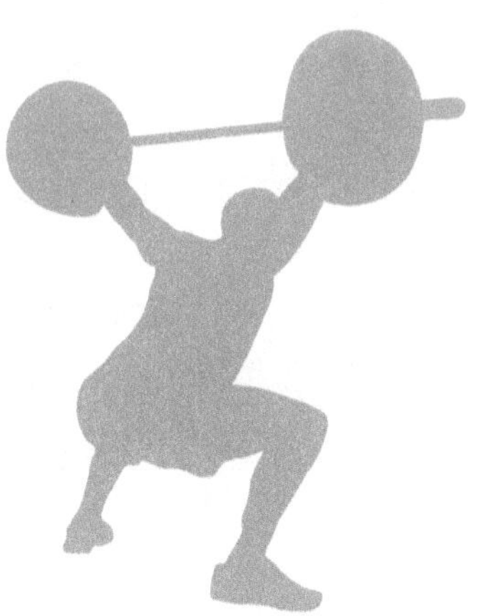

Sistema de fosfágenos

Es la vía más rápida y se basa en la disponibilidad de adenosín trifosfato (ATP) y fosfocreatina (PCr) almacenados en los músculos. Proporciona energía inmediata y de corta duración, adecuada para explosiones de actividad intensa, como levantar pesas o hacer sprints cortos. Estos son los entrenamientos con cargas pesadas que nos permiten hacer no más de dos a tres repeticiones con un gran esfuerzo.

Sistema glicolítico

Este sistema utiliza glucosa almacenada en los músculos y glucosa en sangre para producir ATP a través de la glucólisis. Es una vía rápida pero limitada en capacidad y duración, adecuada para actividades de alta intensidad pero de corta a mediana duración, como una carrera de 400 metros o entrenamientos más destinados al agrandamiento muscular.

Sistema aeróbico

Es la vía principal utilizada durante actividades de baja a moderada intensidad y larga duración, como correr largas distancias. Utiliza principalmente carbohidratos y grasas como sustratos para la producción de ATP a través del metabolismo aeróbico en presencia de oxígeno. Esta sería en una situación en la que estemos corriendo a una velocidad moderada o caminando. Puede ser la escaladora, la elíptica o cualquier método de entrenamiento cardiovascular de baja o moderada intensidad.

Estas vías energéticas no actúan de forma exclusiva, sino que se solapan y se utilizan en diferentes proporciones dependiendo de la intensidad y duración de la actividad física.

Entonces aquí podemos ver que dependiendo de la actividad física que estemos desempeñando es el tipo de energía que nuestro cuerpo va a preferir usar.

Con esto no queremos decir que un método de energía sea mejor o más conveniente que el otro, es importante darle utilidad a todos los métodos entrenando de forma variada y constante porque todos y cada uno de estos tiene sus beneficios. Aunque por lógica podríamos pensar que sería mucho más factible darle utilidad a los movimientos aeróbicos donde el método de energía principal aparte de la glucosa es la oxidación de las grasas, pero también tenemos que tomar en cuenta que es muy importante el entrenamiento de pesas para poder aumentar nuestros músculos y aumentar el consumo calórico en reposo y evitar retomar el peso una vez ya lo hayamos eliminado.

Lo óptimo sería entrenar pesas por lo menos tres veces a la semana y entrenar cardio de dos a tres veces a la semana.

Una buena distribución podría ser:

Lunes: Ejercicios de empuje. Estos trabajan toda el área del pecho, hombros y tríceps.
Martes: Caminar 30 minutos a un paso moderado.
Miércoles: Entrenamiento de piernas.
Jueves: Caminar 30-40 minuto sa una intensidad moderada.
Viernes: Entrenamiento de jale. Todo lo que es espalda y bíceps.

Y se descansa el día sábado y domingo.

Si por alguna razón no tuvieras suficiente tiempo para entrenar cinco veces a la semana, es bien sencillo, los días que hagas el entrenamiento de pesas puedes finalizar con por lo menos de 20 a 30 minutos de tu entrenamiento cardiovascular. Pesas primero, cardio después. De esta manera utilizamos el glucógeno en el entrenamiento de pesas dónde

es

más requerido, y para cuando hagamos nuestro entrenamiento cardiovascular, vamos a darle utilidad a la oxigenación de los ácidos grasos y así vamos disminuyendo nuestro tejido graso.

No caigas en el error de entrenar pesas después de haber entrenado cardio, siempre tienes que poner tu entrenamiento de pesas antes que el entrenamiento cardiovascular. Tampoco cometas el error de ir a tu entrenamiento de pesas sin haber comido, especialmente sin haber consumido una cantidad considerable de carbohidratos. Recuerda que el uso de energía preferido durante este tipo de entrenamiento, es el glucolítico, el cual como su nombre lo dice depende del glucógeno, siendo este la forma de almacenamiento de la glucosa, por lo tanto es sumamente importante tener nuestros niveles de glucógeno llenos para poder cumplir con el requerimiento dentro de nuestro entrenamiento anaeróbico.

Ahora si tu entrenamiento va a ser estrictamente aeróbico, pues entonces no hay necesidad de consumir carbohidratos antes de este, pues el enfoque principal o la utilización principal de energía va a ser la proveniente de los ácidos grasos.

Entrenamiento funcional | Una de las mejores opciones para mejorar tu composición corporal, grasa vs masa magra.

El entrenamiento funcional es un enfoque de acondicionamiento físico que se centra en mejorar la capacidad para realizar actividades cotidianas y movimientos funcionales de manera eficiente.

A diferencia de los entrenamientos tradicionales que se centran en grupos musculares específicos o en el aislamiento de músculos individuales, el entrenamiento funcional se basa en patrones de movimiento naturales y en la integración de múltiples grupos musculares.

El objetivo principal del entrenamiento funcional es desarrollar fuerza, resistencia, equilibrio, flexibilidad y coordinación para mejorar la funcionalidad del cuerpo en actividades diarias y deportivas.

Se enfoca en movimientos multiarticulares y multidimensionales, simulando acciones y gestos que se realizan en la vida real o en deportes específicos.

El entrenamiento funcional utiliza una variedad de herramientas y ejercicios, como levantamiento de pesas, ejercicios con el propio peso corporal, entrenamiento con bandas elásticas, balones medicinales, ejercicios de equilibrio y estabilidad, entre otros.

También se enfoca en entrenar los músculos estabilizadores y el núcleo, ya que son fundamentales para mantener una postura adecuada y un movimiento eficiente.

Este tipo de entrenamiento es muy versátil y puede adaptarse a las necesidades y capacidades de cada individuo, ya sea un atleta de alto rendimiento o una persona que busca mejorar su condición física general.

Además, el entrenamiento funcional puede tener beneficios adicionales, como la prevención de lesiones y la mejora de la calidad de movimiento en las actividades diarias.

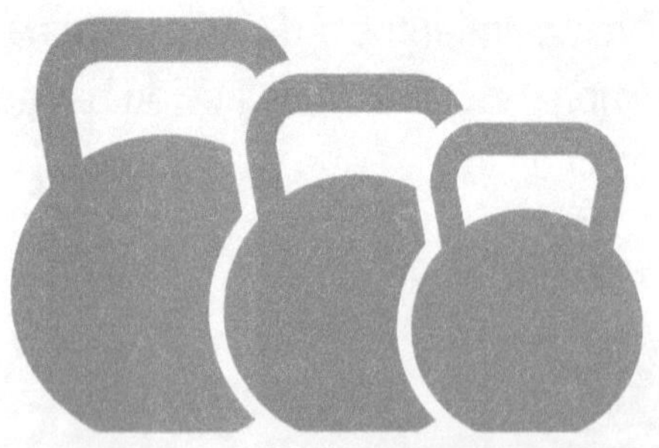

La grasa en nuestro cuerpo.

Cuando pensamos en la grasa acumulada en nuestro cuerpo, especialmente en la zona media, área abdominal, la que no nos permite ver esa definición, la que nos da ese (Muffin top) la vemos como algo malo, como un estorbo, y claro, el exceso de grasa es malo, trae consecuencias graves algunas que hasta pueden amenazar tu vida, pero tenemos primero que entender que es la grasa y por qué nuestro cuerpo la acumula.

La forma en cómo nuestro cuerpo ve la grasa es muy diferente a como nosotros la vemos, el cuerpo deriva la grasa como lo que es, energía; Energía acumulada para ser utilizada en un caso de emergencia, tal como nosotros ahorramos dinero en el banco, para ser utilizado en un caso de emergencia.

Mientras más dinero tenemos, más probabilidades de sobrevivir en caso de escasez.

Pues la grasa es igual, mientras más tenemos, más posibilidades tendremos de sobrevivir en una etapa de hambruna, pues son calorías acumuladas y se pueden extraer y utilizar.

Algo que tenemos siempre que tomar en cuenta es que nosotros, nuestros cuerpos, nuestra genética es supervivencia, el cuerpo trabaja solo, no necesita recargar energía artificial, la produce de los alimentos y sintetiza todo lo que tenga que sintetizar para producir lo que necesita para mantenerse vivo, esto es supervivencia, y la acumulación de grasa es parte de esta supervivencia.

Nosotros somos 97% la genética del hombre de las cavernas, nuestros antepasados. Estos tenían épocas en las que había mucha caza y abundancia en los alimentos, luego había épocas en los que la comida era escasa y tenían que racionar para poder subsistir hasta las épocas de cosecha y caza.

Entonces el cuerpo retenía la mayor cantidad de grasa durante las épocas buenas para soportar y sobrevivir durante las épocas malas.

Lo mismo sucede en la actualidad, cuando consumimos calorías de más, el cuerpo percibe que nos preparamos para épocas de hambruna y acumula la mayor cantidad de grasa posible. Lo malo es que ese tiempo de hambruna nunca llega pues ya vivimos en la civilización, pero el cuerpo no para de acumular grasa.

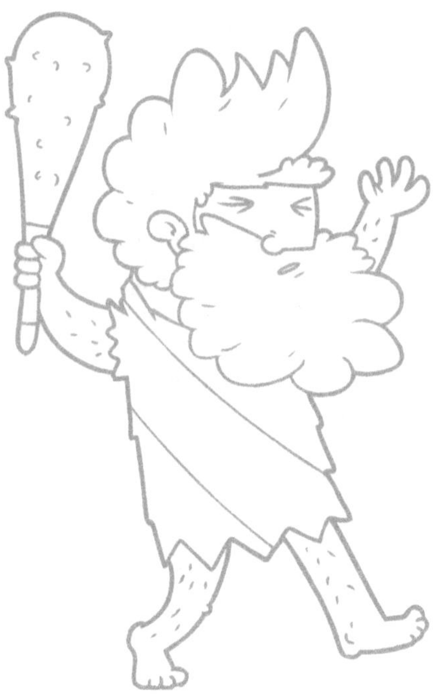

Ya dijimos que la grasa es energía acumulada, osea calorías, pero que son las calorías?

Una caloría no es nada más que un método de medición de energía, todos los alimentos contienen calorías, algunas más que otras, pero todas al final aportan ese valor energético.

Un gramo de proteína por ejemplo, contiene 4 calorías, un gramo de grasa contiene 9 calorías. Más adelante tocaremos a detalles los alimentos y el conteo calórico.

Nuestro cuerpo requiere cierto número de calorías para sobrevivir diariamente, solo para mantenernos vivos y cumplir con todas las funciones corporales como la digestión, movilización de nutrientes, anabolismo, catabolismo, entre muchas cosas más. Pero todos tenemos un gasto energético diferente, este se conoce como BMR (Basal Metabolic Rate) por sus siglas en Inglés, o en español lo que sería tu tasa metabólica basal, esto sin contar la actividad física o entrenamiento.

Cuando se calcula esto junto con el gasto calórico normal se conoce como TDEE (Total Daily Energy Expenditure)

Entonces tomando en cuenta que tenemos ese gasto calórico diario, ¿ese único número de calorías que podemos consumir, qué crees que pasa cuando nos excedemos? Pues simplemente esas calorías extra se convierten en grasa para ser utilizadas más adelante, y como dijimos, esa necesidad nunca llega, pues siempre estamos comiendo y así es como vamos acumulando grasa, gramo por gramo hasta llegar a las 10, 20, 40, 50 o hasta 100 libras de sobre peso o más si no actuamos a tiempo.

Pero hay otras formas de acumular grasa, no solamente con el sobreconsumo de calorías.

Vida sedentaria.

porque no hacemos nada a lo largo del día que sea actividad física considerable, nuestros trabajos son estar sentados o de poca movilidad, vivimos en una época en la que todo está al alcance, nos dejamos llevar por la sensación de comodidad.

Buscamos el estacionamiento más cercano a la tienda, a veces damos vueltas manejando, esperando que se desocupe el espacio más cercano, para no tener que caminar, vamos por un producto y tomamos un carrito del supermercado, compramos dos bolsas y no las cargamos hasta el carro, llevamos el carrito para no cargar nada, es demasiada lo haragán que nos hemos vuelto, esto es un factor del por qué acumulamos grasa.

Desorden alimenticio.

Otro factor no menos importante son los trastornos alimenticios, muchas veces comemos sin control por ansiedad, problemas nerviosos, como una manera de contrarrestar el estrés o las preocupaciones. Así como hay personas que cuando se angustian dejan de comer, hay quienes se la desquitan comiendo todo lo que se les cruce por enfrente.

Problemas hormonales.

Para entender esto hablaremos de las hormonas principales relacionadas con la pérdida y acumulación de grasa.

Leptina

Se trata de una hormona que regula el apetito y genera la señal de saciedad. Esta hormona es principalmente producida por el tejido adiposo y actúa como un termostato que informa al hipotálamo del tamaño de los depósitos de grasa blanca del organismo. El hipotálamo ayuda a regular el peso corporal provocando la reducción de la ingesta de alimentos. La leptina tiene como efecto la disminución del apetito y el incremento del grado energético.

Grelina

La grelina es la hormona opositora a la leptina. De ella también depende el desarrollo de la sensación de hambre.

El mantenimiento del peso depende en gran medida de esta hormona, ya que un desequilibrio puede llevar desde la obesidad hasta a la desnutrición.

Esta hormona es segregada por el aparato digestivo y en situaciones en las que la persona lleva mucho tiempo sin comer, el organismo la segrega para generar hambre en busca de nutrientes.

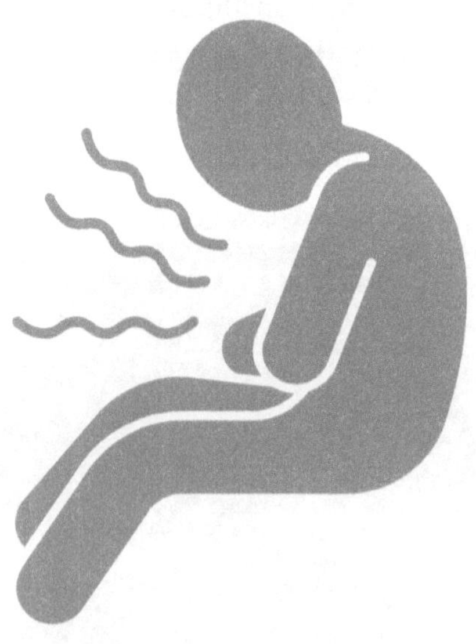

Cortisol

El cortisol es conocido por ser la hormona del estrés ya que esta es liberada cuando sufrimos episodios de ansiedad o estrés. Unos picos más altos de cortisol también están relacionados con el peso.

Esta hormona controla el metabolismo lipídico, proteico y glucídico. El cortisol puede provocar acumulaciones de grasa en el abdomen, además de aumentar los niveles de insulina y los antojos de azúcar.

Insulina

Además de controlar el nivel de azúcar en sangre, la insulina también influye en el metabolismo. Esto implica que también de ella depende en parte la pérdida o ganancia de peso. Además, esta hormona afecta a algunas enzimas relacionadas con el aprovechamiento de grasas, como el triglicérido lipasa.

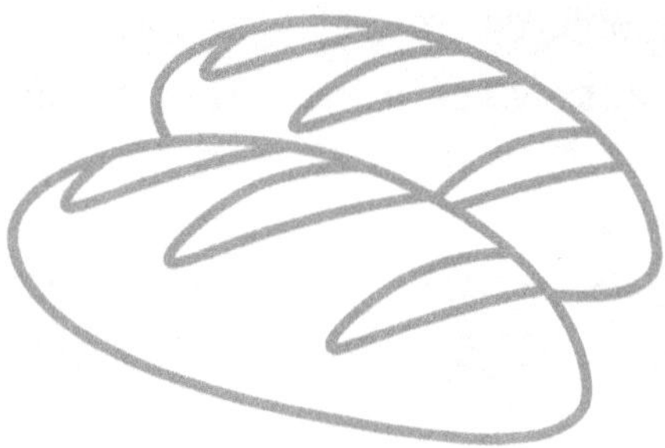

Colecistoquinina

Se trata de una hormona intestinal que controla el apetito. Esta hormona se activa como respuesta a la llegada de grasas y proteínas al intestino ya que es la responsable de estimular su digestión. Al ser liberada se disminuye la ingesta de alimentos y la duración de nuestras comidas.

Cuando el sistema hormonal está descontrolado la utilización de grasa no es óptima y nos engordamos.

Un ejemplo son las personas que utilizan anticonceptivos, estos regulan las hormonas encargadas de la fertilidad, pero a la vez descontrolan las hormonas que ayudan a quemar grasa.

Genética.

Está también juega un papel importante, muchas personas quieren bajar de peso y lo intentan pero su genética está en su contra y se les hace difícil. Es posible aún así bajar la grasa pero se requiere de mucha paciencia pues cuesta más.

La edad.

Si, la edad es un factor, mientras pasan los años nos vamos poniendo más desgastados, nuestro cuerpo no responde igual y tendemos a disminuir nuestro metabolismo provocando más acumulación de grasa. Igual, se puede aún así bajar la grasa independientemente de la edad, pero es más difícil que el resto de las personas.

Estrés.

El estrés nos engorda, hay una hormona que se llama cortisol, mencionada anteriormente. Es apodada la hormona de estrés porque esta está presente durante el entrenamiento favoreciendo a la metabolización, pero cuando está hormona está presente a lo largo del día la lipolisis o quema de grasa e incluso construcción y reparación muscular no se logran de forma óptima, es por eso que seguramente te a pasado que entrenas y entrenas y no ves resultados, porque tus niveles de estrés están por las nubes.

Considera que la acumulación de grasa no se da de la noche a la mañana, es un proceso de meses, sino años, de igual manera la utilización de esta grasa no es de la noche a la mañana toma tiempo y mucho sacrificio.

Ya que entendemos cómo se acumula la grasa entonces vamos a aprender cómo se elimina la grasa.

Primero, mencionamos que un gramo de grasa equivale a 9 kcal, lo que significa que si consideramos que una libra de grasa equivale a 453.59g multiplicamos estos gramos por 9 kcal, el resultado es 4,082.31kcal. Pero como en la grasa siempre hay una pequeña existencia de agua, esto se reduce alrededor de 3,500kcal.

¿Entonces imagínate, tener que consumir 3,500kcal para poder disminuir una libra de grasa, cómo hacemos esto?

Se conoce como un déficit energético, también se conoce como un déficit calórico, que no es más que la reducción controlada del número de calorías que consumimos para darle paso a que nuestro organismo use la grasa acumulada para poder cumplir con ese requerimiento de calorías para su gasto diario.

Ejemplo: Si una persona tiene una tasa metabólica basal de 2,000 kcal y se pone en un negativo energético de un 25 por ciento que es lo recomendado, 500 kcal, esta persona solo consumiría 1,500 kcal, estaría en un déficit de 500 kcal, el cuerpo se va ver obligado a completar esas 2,000 kcal utilizando la grasa ya acumulada. Entonces esta persona diariamente estaría consumiendo 500kcal de la grasa acumulada, lo que nos dice que le tomaría 7 días eliminar una libra de grasa de 3,500 kcal. ¿Ya viste que no hay forma de eliminar 4-5 libras de grasa por semana? Y estamos hablando de grasa, porque muchas veces nos enfocamos en el peso nada más, y la verdad es que este no representa todo, porque si se trata de bajar de peso, podríamos bajar, aparte de grasa, retención líquida, desperdicios intestinales o peor aún, músculo.

Claro esto es teoría, hay personas que bajan de 2-4 libras de grasa semanal, esto depende de la cantidad de grasa que tiene acumulada, mientras más grasa tienen más propensas son a disminuirla, mientras menos grasa tiene más difícil se vuelve pues el cuerpo rehúsa a dejar ir su ahorro energético.

Otra manera de lograr un negativo energético, es por medio del entrenamiento. Si entrenas pesas por un periodo de una hora, estaremos consumiendo alrededor de 350-420 kcal. Si entrenamos una hora de cardio, estaríamos consumiendo de 500-550 kcal, dependiendo de la intensidad del entrenamiento. Si entrenamos MetCon o recomposición corporal, algo como crossfit, en una hora consumimos alrededor de 600-780 kcal, dependiendo de la intensidad y el peso que se mueva, pues en esta disciplina se trabaja cardio y pesas, anaerobico y aerobico al mismo tiempo. Por eso es tan preferida para la disminución de grasa, por su agresividad y entrega de resultados en tiempo record.

También se puede conseguir el déficit haciendo una combinación de las dos, la dieta y el ejercicio, cosa que no es recomendada a personas que solo están buscando bajar unas 10-15 libras, pues al ser tan poca grasa el cuerpo puede utilizar en vez de la grasa, el músculo, si el entrenamiento agresivo se combina con una dieta muy restringida. Incluso se recomienda a personas con bajos niveles de grasa corporal que su negativo energético no sea mayor a 10 por ciento.

Distribución de macro nutrientes.

Aún siguiendo un protocolo de conteo calórico, sea definición o sea agrandamiento, es necesario hacer una buena distribución de macronutrientes.

Como mencionamos anteriormente, los macronutrientes son las grasas, las proteínas y los carbohidratos. Siempre es recomendado incluir todos los macro nutrientes en cualquiera que sea el plan de alimentación que se está siguiendo. Lo único que se puede hacer es manipular las cantidades de acuerdo a la necesidad, composición actual y objetivos.

Proteínas.

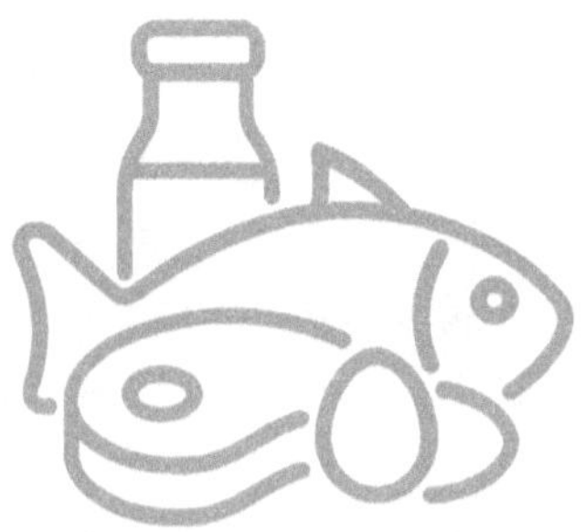

Si analizamos un plan de alimentación estructurado por un profesional, lo primero que vamos a notar es que es o moderado, o alto en proteínas, pero raramente va ser bajo en proteínas, existen protocolos de alimentación en el que se requiere disminuir el consumo de proteínas, tal es el caso de la dieta cetogénica o keto, en la cual solamente se consume un 25% de tus calorías diarias provenientes de proteínas.

Más adelante nos adentráremos en el mundo de las dietas y los protocolos de alimentación, para que podamos entender porque la dieta cetogénica excluye las proteínas en gran cantidad.

Y bien, de los tres macro nutrientes la proteína es el único macronutriente que nos ayuda a regenerar nuestro cuerpo. La proteína está compuestas por cadenas de aminoácidos, esto se conocen como los bloques de la vida, pues son los encargados de la construcción y regeneración de toda la estructura celular de nuestro cuerpo, no solamente músculos, sino huesos, piel, pelo, incluso nuestro sistema óseo y no menos importante claro está, nuestro cerebro, nuestras neuronas, nuestros transmisores.

Éstos aminoácidos se dividen en tres partes, los no esenciales es decir los que nuestro cuerpo los produce, los esenciales, que son aquellos que nuestro cuerpo no los produce y nosotros tenemos que obtenerlos de nuestra alimentación, y los opcionales, que son aquellos que normalmente utilizamos solamente cuando existe una deficiencia.

 Es importante aclarar que cuando nos referimos a proteínas, no nos estamos refiriendo única y exclusivamente al suplemento, a la proteína en polvo, que también es importante y también es proteína y de muy buena fuente, pero queremos qué entiendan que la proteína la podemos obtener de los alimentos como, pescados, huevos, derivados de la leche, carne de res, carne de pollo y de pavo, carne de venado, y algunos vegetales como la soya, los frijoles, las lentejas, entre otros.

Siempre tenemos que asegurarnos, que a la hora de estructurar un plan de alimentación, hagamos todo lo posible por obtener toda la proteína que nuestro cuerpo necesita de los alimentos sólidos, si en caso de qué no se completen los números de gramos de proteína con la distribución de los alimentos, entonces podríamos de manera opcional Utilizar un batido de proteína.

El batido de proteína ha sido diseñado solamente para suplementar la necesidad del cumplimiento, o el requerimiento de ese número de gramos de proteína diario, no están diseñados para reemplazar una comida,.

La única manera en la que ustedes podrían utilizar un batido de proteína para reemplazar una comida, es en un caso de emergencia y asegurándose de qué no solamente consume la proteína sino que también obtiene de otra fuente las grasas buenas y los carbohidratos complejos, también algo de fibra para asegurarnos qué su reemplazo de comida es lo suficientemente nutritivo.

También es importante conocer cada fuente de proteína y su contenido de otros macro nutrientes que pueden elevar el conteo calórico en este producto, para darles un ejemplo vamos a utilizar 100 g de claras de huevo, que vendría siendo una de las fuentes de proteína más limpias que podrías encontrar, esta la vamos a comparar con 100 g de carne de res.

100 g de claras de huevo que no contienen carbohidratos, no contienen grasa, tienen un equivalente a 52 calorías, con un aporte de 11 g de proteína, por otro lado 100 g de carne de res, utilizando el ribeye como ejemplo, por su marmoleado y alto contenido de grasas, éste se eleva a 290 calorías, con un aporte de 24g de proteína.

esto no porque contenga carbohidratos, pero si por su existencia de grasas, y recuerden que mencionamos que 1 g de grasa equivale a 9 kcal, por lo tanto hay que ser muy cuidadosos a la hora de escoger nuestras fuentes de proteína especialmente si estamos cuidando calorías para mantenernos dentro de un déficit calórico, tenemos que hacer decisiones inteligentes.

Carbohidratos.

Los carbohidratos son importantes, a pesar de ser tan satanizados por muchas personas, vamos a aprender porque es que la gente le tiene tanto temor a este macronutriente, su importancia, y cómo utilizarlos de la manera correcta.

El carbohidrato es nuestra fuente primaria de energía, y decimos fuente primaria porque también hay otros lugares de donde nuestro cuerpo puede adquirir energía, pero el carbohidrato es la opción número uno, la preferida.

Cuando nosotros consumimos carbohidratos, esto se degradan en el estómago y una vez son absorbidos se mueve en el torrente sanguíneo en forma de glucosa para ser utilizado como energía. La que se encarga de controlar los niveles de glucosa en la sangre es la hormona de la insulina, esta mueve los carbohidratos del torrente sanguíneo a los depósitos de glucógeno, que es la forma de almacenamiento del azúcar para ser utilizada más adelante, estos depósitos de glucógeno se encuentran a lo largo de nuestros músculos y en el hígado, pero hay un límite de acumulación de glucógeno que todos tenemos, cuando superamos ese límite, lo que sucede es que como ya no se puede acumular como glucógeno simplemente el cuerpo lo acumula como grasa, pero de que se acumula se acumula.

Por esta razón es que mucha gente sataniza los carbohidratos y tiene miedo a consumirlos, pero realmente es cuestión de saber cuáles son los diferentes tipos de carbohidratos, su índice glucémico y los momentos en los que los podemos utilizar.

Hay dos tipos de carbohidratos, los carbohidratos simples y los carbohidratos complejos, los carbohidratos simples son aquellos que popularmente se le conocen como carbohidratos malos, los carbohidratos complejos son aquellos que se conocen como carbohidratos buenos o carbohidratos fibrosos. Y de ahí se desprende la única diferencia que existe entre estos dos, la fibra y el almidón.

Si comparamos una taza de arroz blanco con una taza de arroz integral, notaremos que el arroz blanco está completamente desnudo, se ha procesado y se le ha removido la corteza, pero el arroz integral está todavía con la corteza, esta es la fibra, y cuando lo consumimos esa fibra evita que ese azúcar sea absorbido de forma rápida, retrasa el tiempo de absorción y esto hace que evitemos esos picos de insulina por consiguiente la acumulación de grasa.

Ahora esto no significa que consumir carbohidratos fibrosos o complejos, van a evitar que nosotros acumulamos grasa, tenemos que considerar las calorías porque sean simples o complejos contienen igual cuatro calorías por cada gramo de carbohidrato,

El objetivo es utilizar los carbohidratos complejos para evitar acumulación excesiva de grasa pero siempre controlando el número de calorías a lo largo de nuestro día, al fin y al cabo los carbohidratos simples no son del todo carbohidratos malos, hay momentos en los que le podemos dar utilidad, tal es el caso después de entrenar, o durante el entrenamiento, cuando consumimos un carbohidrato simple este va de forma inmediata al torrente sanguíneo en forma de azúcar, y nosotros podemos seguir trabajando, entrenando, sin sentir esos bajones de energía, entonces es ahí cuando le podemos dar utilidad, después de haber entrenado es recomendable por lo menos de 20 a 40 g de carbohidratos simples, para rellenar los depósitos de glucógeno que fueron vaciados durante el entrenamiento.

Más adelante hablaremos de las cantidades de carbohidratos que se requieren para cada persona, considerando claro, género, edad, nivel de actividad física, frecuencia, si es natural o no, el tiempo que la persona lleva entrenando y la metodología.

Ahora pasamos a las grasas,

Gasas.

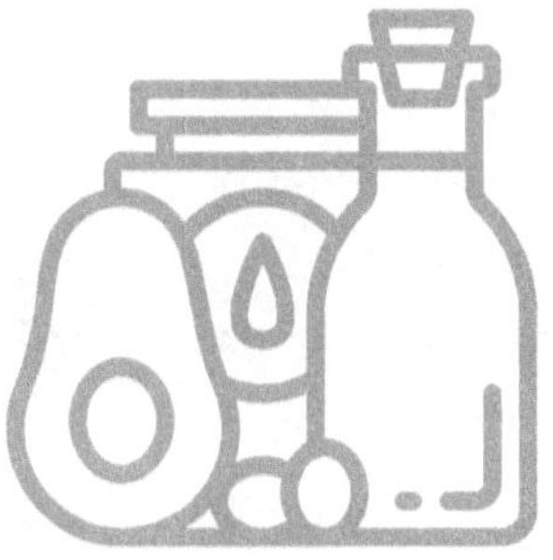

Cuándo nos referimos a las grasas vamos a tratar de enfocarnos en las grasas que se supone todos deberíamos estar consumiendo, las grasas buenas, es decir evitar las grasas saturadas y las grasas trans, éstas abundan en las carnes por ejemplo, el caso de la carne de res, abunda en muchos productos que han sido manipulados para darles mejor sabor, las grasas utilizables y que nos convienen son las buenas, tal es el caso del aceite de coco, el aceite de oliva, el aceite de aguacate, el aceite de pescado u omega tres, que son grasas que nos dan ese aporte de colesterol bueno ayudando a disminuir el colesterol malo.

Aparte de qué las grasas tienen un aporte calórico de nueve calorías por gramo, son sumamente importantes para nuestro sistema hormonal, también nos ayudan a evitar la inflamación, son muchas las ventajas especialmente en el caso de los hombres, nosotros dependemos mucho de la hormona masculina, la testosterona, y ésta se deriva del colesterol, por lo tanto es importante mantener nuestras grasas buenas al punto, para que no falle nuestro sistema hormonal y mantengamos un buen ambiente óptimo para una lipólisis o síntesis proteica.

Aparte de los macronutrientes, tenemos que considerar también los micronutrientes, todos los que son las vitaminas y minerales, más adelante les daré una lista de las vitaminas y minerales que ustedes si están siguiendo una vida activa, deberían de utilizar. Son aquellos que nos van a dar un aporte al movimiento muscular, a la desertificación anuncia, a que nuestro cuerpo máquina de la forma correcta, especialmente cuando estamos en un déficit calórico en el que pretendemos disminuir nuestra grasa corporal, estamos en un proceso de alimentación en el que consumimos pocas calorías, pocos macro nutrientes, lo que equivale a poco consumo de micronutrientes. Si nosotros tenemos una deficiencia en alguno de los micronutrientes, nuestro proceso sería mucho más difícil y hasta imposible, porque tal vez hay uno de los minerales o vitaminas que nos hace falta, y para que esto no suceda les daremos la lista de los que ustedes deberían de utilizar por religión sea que estén aumentando masa o disminuyendo grasa.

Para perder peso, es importante mantener una alimentación equilibrada y saludable. Aunque no hay una lista única de alimentos que debas evitar por completo, a continuación se enumeran algunos alimentos que suelen ser altos en calorías, azúcares añadidos, grasas no saludables o sodio, y que pueden dificultar la pérdida de peso si se consumen en exceso. Sin embargo, ten en cuenta que la moderación y el equilibrio son fundamentales en una alimentación saludable.

Alimentos ultra procesados

Estos alimentos, como los refrescos, las galletas, las comidas rápidas y los aperitivos envasados, a menudo son ricos en calorías, azúcares añadidos, grasas saturadas y aditivos poco saludables.

Azúcares añadidos

Limita el consumo de azúcares añadidos presentes en bebidas azucaradas, postres, dulces y algunos alimentos procesados. Opta por opciones más naturales y selecciona alimentos con menor contenido de azúcares añadidos o busca alternativas más saludables.

Grasas saturadas y trans

Estos tipos de grasas son menos saludables y se encuentran comúnmente en alimentos como la mantequilla, la margarina sólida, las carnes grasas, los productos lácteos enteros y los alimentos fritos. Se recomienda limitar su consumo y optar por grasas más saludables, como las que se encuentran en el pescado, las nueces, las semillas y el aceite de oliva.

Harinas refinadas

Los alimentos elaborados con harinas refinadas, como el pan blanco, el arroz blanco y los productos horneados convencionales, generalmente tienen un alto índice glucémico y pueden provocar picos rápidos en los niveles de azúcar en la sangre. Opta por opciones de granos enteros, como el pan integral, el arroz integral y las pastas de trigo integral.

Alimentos fritos y grasosos

Los alimentos fritos suelen ser altos en calorías y grasas poco saludables. Limita el consumo de comida rápida, alimentos fritos y productos procesados ricos en grasas saturadas y grasas trans.

Recuerda que el enfoque debe ser una alimentación equilibrada y variada, que incluya frutas, verduras, proteínas magras, granos enteros y grasas saludables.

Tenemos que mantener algo en consideración, vivimos en una sociedad, en la que los alimentos dañinos predominan en nuestras opciones alimenticias. es parte de nuestra vida, aunque no seansaludablesvanaestarsiemprealalcance. Por lo tanto, optar por un tipo de alimentación excesivamente limpio, es casi imposible de llevar, no es un plan de alimentación sostenible.

pero primero, veamos el significado de la palabra sostenibilidad:

La sostenibilidad se refiere a la capacidad de mantener un equilibrio a largo plazo.

La sostenibilidad implica tomar decisiones y actuar de manera responsable.

Mantener un equilibrio a largo plazo.

En el caso de un método de alimentación, si deseamos tener sostenibilidad, significa, mantenernos dentro del mismo plan de forma equilibrada por un largo plazo, o mejor dicho un tiempo indefinido.

implica tomar decisiones y actuar de manera responsable a la hora de elegir nuestros alimentos, a la hora de participar en nuestros entrenamientos. Tenemos que ser responsables y tomar las mejores decisiones que vayan de la mano de nuestros objetivos.

Si nuestro objetivo es bajar de peso, tendríamos que hacer todo lo que nos lleve o nos acerque a nuestroobjetivo. siloqueyoquieroesdisminuir Mi grasa corporal, pero estoy haciendo elecciones irresponsables a la hora de alimentarme, Tal vez estoy consumiendo alcohol, o simplemente no cumpliendo con el número requerido de calorías que mi cuerpo necesita, simple y sencillamente no estoy siendo responsable, por lo tanto mi plan no es equilibrado y mucho menos va a tener sostenibilidad.

para nosotros asegurarnos que el plan de alimentación que vamos a seguir, no nos va a aburrir a medio camino, no se va a volver tan fastidioso como para dejarlo antes de culminar el tiempo necesario.

Tenemos que construir un plan que sea más fácil de llevar, un plan que incluya un régimen alimenticio normal, no tan fuera de lo común. Tiene que ser un plan para que nosotros podamos adquirir todo lo que necesitamos de acuerdo a nuestra capacidad. por ejemplo no podría estructurar un plan de alimentación en el que tendría que comer tres veces al día, comida fresca cocinada en casa, cuando probablemente por cuestiones de trabajo, la mayor parte del tiempo estoy fuera y cómo en restaurantes de comida rápida.

Por muy bueno que sea la estructura del plan, si no voy a tener el alcance a lo que necesito o la disponibilidad, ese plan no va a ser bueno para mí, va a ser bueno únicamente para las personas que pueden cumplir con los requerimientos de este en específico.

Pero si yo soy lo suficientemente inteligente como para crear un plan de alimentación, que yo pueda llevar con certeza, aunque sea que tenga que incluir un sándwich de pollo de alguno de estos restaurante de comida rápida, aunque sea que tenga que incluir unos tacos de la taquería de la esquina. Mientras yo haga mi plan y haga una buena distribución de macronutrientes, no voy a tener ningún problema.

Ahora, es obvio, que sería mucho mejor comer siempre cocinado en casa, pues así tenemos un mayor control de qué metodología se está utilizando para la cocción de nuestros alimentos, pero vuelvo a lo mismo, no todos tenemos la disponibilidad o el tiempo, así que cada quien necesitamos hacer call nuestros planes de alimentación de la manera que sea más sostenible para cada uno.

Que tomar en consideración a la hora de planear qué comer para bajar de peso?

Antes que nada vamos aclarar un asunto muy importante. Esto refiriéndonos a la proteína.

Yo pienso que todos en algún momento hemos escuchado sobre la proteína en polvo, la mayor parte de las personas que asisten al gimnasio, sea que estén en un proceso de pérdida de peso, o sea que estén en un proceso de ganancia muscular. Todas consumen proteína en polvo, ahora, cuál es el objetivo de consumir proteína en polvo? ¿Será que esto nos va a ayudar a bajar la grasa corporal? Pensamiento muy común, o que simplemente por comer o tomar proteína vamos aumentar de forma rápida nuestra musculatura?

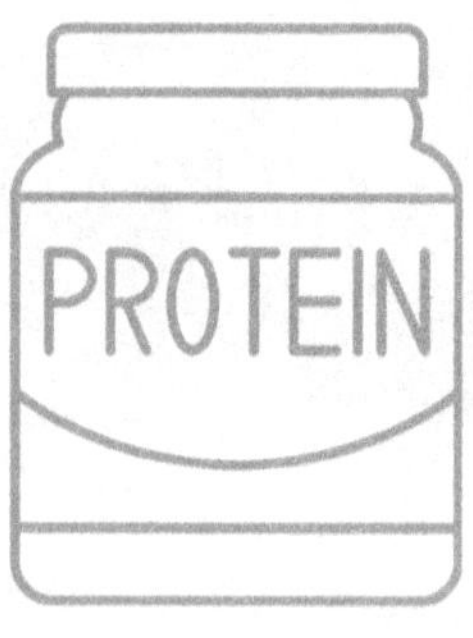

Cómo dijimos anteriormente la proteína es el macronutriente que nos repara, nos ayuda a recuperar nuestros músculos después de haber entrenado. Tarda aproximadamente 78 horas para que un grupo muscular se recupere en su totalidad, esto considerando que lo estamos suplementando lo suficiente, con la proteína proveniente de los alimentos y posiblemente proteína en polvo.

Ahora, el objetivo de la proteína es la reparación de los músculos, y no solamente esto, la proteína repara también tus huesos y ayuda con tu mantenimiento corporal de forma general, para todos los tejidos.

No existe algo en la proteína que nos ayude a quemar grasa, eso necesitamos dejarlo claro. En segundo lugar, no podemos utilizar un batido de proteína para reemplazar una comida.

Una comida tiene que consistir en por lo menos de 350 a 450 kcal, si usted utiliza un batido de proteína que sólo contiene 150 kcal, esto viene siendo una merienda, un snack, no es una comida.

No solamente por el bajo contenido calórico, sino también por la ausencia de los otros dos macronutrientes que son también sumamente importantes, las grasas y los carbohidratos.

Ahora, vamos a excluir la proteína en polvo por un momento, y vamos a intentar que la mayor cantidad de nuestra proteína requerida para el día, provenga de la alimentación, de los productos sólidos.

Pero antes de continuar con esto, cuál es la cantidad de proteína que necesitamos consumir sea que estamos en aumento o sea que estamos en una etapa de pérdida de peso?

Si estamos en una etapa de pérdida de peso, es recomendado para las mujeres consumir de cero, cinco a cero, 8 g de proteína por libra de peso

Lo que significa que si una persona pesa 200 libras, y tiene un 30% de grasa, eso significa que tiene 60 libras de grasa corporal, si esto se lo quitamos al peso total de la persona que son 200 libras, nos deja con 140 libras que vendría siendo su peso magro. Entonces en esas 140 libras es en lo que tendríamos que pasar los gramos de proteína que esta persona va a consumir.

Si es una persona que no entrena duro, que es un poco sedentaria, y tal vez lo único que hace es salir a caminar, pues podría utilizar 0. 5g de proteína por libra de peso magro, lo que significa que estaría consumiendo alrededor de 70g de proteína.

Pero si la persona entrena, y se enfoca bastante en el entrenamiento anaeróbico, es decir el entrenamiento de pesas, pues la reparación va a ser mucho más necesaria, y en este caso podríamos consumir hasta 0.9g de proteína por libra de peso magro, en el caso de la misma persona con 140 libras de peso, tendría que tener un consumo de 126g de proteína al día.

Una vez que tenemos el número de gramos de proteína que vamos a consumir, lo que podríamos hacer es dividir ese número.

En este caso 126g, en cinco comidas, esto nos daría 25g de proteína por comida.

¿Cómo podríamos conseguir esos gramos de proteína en cada comida?

Es sencillo, en la mañana podemos comer cuatro claras de huevo +2 huevos enteros, eso nos da un total de alrededor de 26 g de proteína, al mediodía podríamos comer 120g de pollo, equivalente de alrededor de 24 g de proteína, en la noche podríamos consumir 4-6 oz de tilapia que nos viene también dando un valor de alrededor de 25 a 30 g de proteína.

Podemos incluir entre comidas, un batido de proteína o probablemente podríamos considerar también un queso cottage, o una taza de yogur. Con esto completamos nuestro requerimiento diario de proteína.

Aparte de reparar, la proteína nos ayuda a mantenernos más saciados, por lo tanto va a hacer mucho más difícil que nos de hambre y nuestro plan se va a volver mucho más sostenible.

Ahora cuando se trata de los carbohidratos, en estos podríamos aplicar exactamente los mismos números.

Si entrenamos bastante vamos a necesitar más carbohidratos especialmente alrededor de nuestro entrenamiento, si no entrenamos bastante no necesitamos tantos carbohidratos, nos podemos mantener en el mínimo.

Aquí lo importante es mantenernos siempre dentro de un déficit calórico o un negativo energético, para que nuestro cuerpo pueda entonces utilizar esa grasa que está almacenada para un caso de emergencia.

Cuándo se trata de las grasas solamente asegurémonos de cocinar con, aceite de oliva, aceite de coco, aceite de pescado, aceite de uva e incluso aceite de aguacate. Asegurémonos de consumir alimentos limpios, fuera de grasas saturadas y grasas trans.

Si consumimos carnes que sean carnes magras, especialmente en el caso de la carne de res asegurémonos que sean cortes magros, que no contengan grasa. Si seguimos estas reglas vamos a poder estructurar un plan de alimentación que sea rico en nutrientes, que no estemos pasando hambre y obviamente que sea sostenible.

Cuando se trata de las verduras, son sumamente importantes, no solamente por su alto contenido de fibra, sino por su denso contenido de micronutrientes.

A la hora de consumir tus verduras no deberías medirte, en este caso sí aplicamos el, "Mientras más mejor".

Ahora te voy a recomendar las cinco verduras que yo siempre recomiendo a todos mis clientes, considerando que mientras más verde y más oscura sea la verdura, es mucho más rica en micronutrientes.

En primer lugar tenemos el brócoli.

En segundo lugar tenemos los **espárragos**.

En tercer lugar tenemos las **habichuelas verdes o ejotes.**
En cuarto lugar tenemos las **espinacas.**
En quinto lugar tenemos la **col rizada.**
Y al final podríamos considerar la **lechuga romana.**

Son las verduras más utilizadas comúnmente, pero podrías darle utilidad a cualquiera que sea de tu agrado, siempre y cuando sean verdes y que sean oscuras.

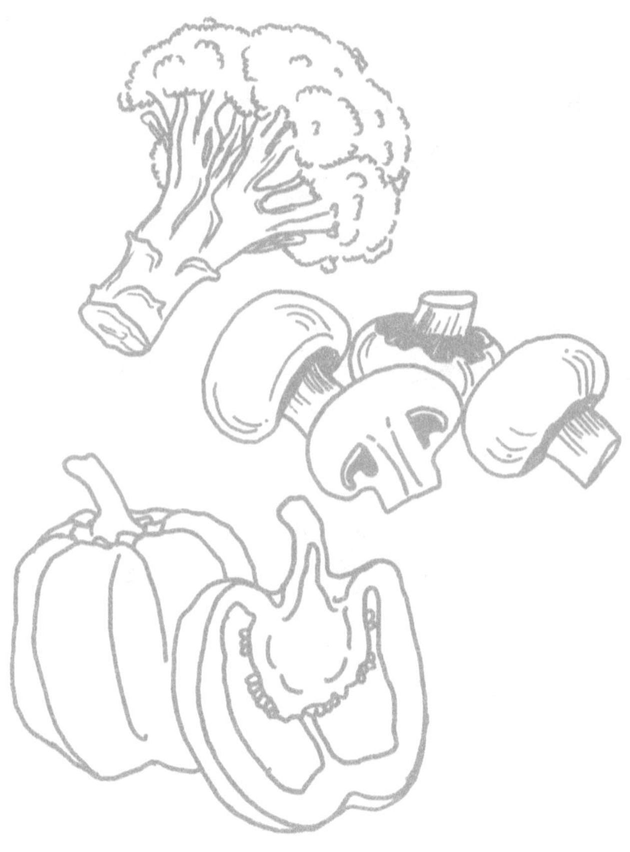

Fitness

Todos hemos escuchado la palabra fitness, pero ¿qué es lo que esto significa realmente?

En algunos países de latinoamérica llaman "fitness" a todos aquellos que entrenan para mejorar su apariencia, un entrenamiento tipo fisicoculturismo. Sin embargo, fitness no se refiere solamente a las personas que quieren verse mejor, fitness es aptitud deportiva. Es tener la capacidad, o ser apto, a mover cierta cantidad de peso, a correr cierta distancia a cierta velocidad, a tener cierto nivel de elasticidad, explosividad, movilidad y velocidad, aparte de fuerza y resistencia.

Fitness es ser capaz de lograr lo que se tenga que lograr en la vida diaria y en un caso de emergencia, es ser más capaz y funcional.

Levantamiento de poder es fitness, fisicoculturismo es fitness, incluso zumba es fitness. Como lo es el yoga, pilates e incluso bailoterapia o simplemente caminar tres veces a la semana. Fitness es todo lo que representa salud y longevidad.

Yo siempre he dicho que una persona realmente fit, no es aquella que se ve grande o marcada. No es aquella persona que puede correr maratones o el que puede mover 500 libras en una sentadilla.

Fit, es aquella persona que puede hacer todas estas cosas de la forma adecuada, con buena capacidad. Entonces vendría siendo una persona fit. Suele pasar que condenamos, criticamos y nos burlamos de las disciplinas ajenas a la nuestra.

Si hacemos levantamiento de poder, pensamos que los fisicoculturistas son menos, porque no mueven el peso que nosotros movemos. Si entrenamos fisicoculturismo, nos burlamos de los levantadores de poder, porque solo se enfocan en el peso y poco les importa sus porcentajes de grasa o su aspecto físico.

Si un levantador de poder y un fisicoculturista se juntan, se van a burlar de los que practican Crossfit, y así sucesivamente. Los seres humanos somos así, pensamos que lo que nosotros hacemos es lo mejor y que todos los demás están en lo incorrecto.

Yo pensé de esa manera muchos años, en esos tiempos en los que simplemente ignoraba las ventajas que tienen las demás disciplinas.

Todas estas formas de entrenar se ayudan entre sí. Un levantador de poder se puede beneficiar de las demás disciplinas, si el levantador de poder, incluye entrenamiento cardiovascular aunque sea 2 a 3 veces a la semana, le ayudaría a tener mejor irrigación sanguínea, mejor distribución de macronutrientes y oxígeno, y mejor habilidad de desechar residuos celulares. Por otro lado, un fisicoculturista, si practicara por lo menos 2 a 3 veces a la semana, un estilo de levantamiento de poder, podría obtener tremendos beneficios que le aportaran una ventaja en su propia disciplina. Cuando entrenamos grandes cargas logramos una activación del sistema nervioso central como en ningún otro movimiento. Más activación del sistema nervioso central, más reclutamiento de fibras musculares por medio de la activación de unidades motoras que tal vez nunca tu cuerpo ha tenido la necesidad de utilizar, entonces, a la larga, podrías obtener un mayor reclutamiento de fibras y consecuentemente un mayor desarrollo muscular.

En la vida, como en todo, lo último que deberíamos hacer es criticar, especialmente cuando no tenemos conocimiento total del asunto. Muchas veces condenamos por ignorancia, y es peor cuando ignoramos un tema y rehusamos aprender por terquedad o simplemente porque muy adentro, tal vez, ese tema, o esa disciplina nos intimida y no lo queremos aceptar.

La responsabilidad no es de los entrenadores.

En los años que llevo entrenando y preparando gente he aprendido un punto muy importante. Nunca, las personas tomarán responsabilidad en la mediocridad de su entrenamiento o alimentación.

Nosotros como preparadores te entregamos todas las herramientas para cambiar tu cuerpo, te entregamos un mapa con lujo de detalles, para llegar a tus objetivos. Pero no estamos a tu lado las 24 horas del día, lo que significa que no te podemos exigir y monitorear todo el tiempo. Entonces la responsabilidad cae sobre tus hombros, porque aunque nosotros te entreguemos todo el plan, será cosa tuya si lo sigues o no.

Esto es algo que requiere un compromiso consigo mismo, aquí no es de quedar bien con nadie, no responsabilizarse con nadie más que consigo mismo. Pero pasa que es raro y contado el individuo que realmente tiene la cordura para desarrollar la disciplina que se requiere para cambiar el cuerpo. La mayoría de las personas simplemente no quieren hacer las cosas bien, no quieren salir de su zona de confort, usan una y mil excusas para mantenerse donde justamente, se han engordado. Creeme, no hay persona más interesada en que veas resultados que tu entrenador.

Tus resultados, tu cambio es tu tarjeta de presentación. Si yo quiero venderle a alguien un paquete de entrenamiento, la mejor herramienta que he de tener a mi disponibilidad, son las fotos de las transformaciones que he logrado, no las fotos mías, como yo me vea sale sobrando, lo que quiero y tengo que presentar o exponer para lograr convencer a los futuros clientes de quedarse en mi programa, son las fotos de mis clientas anteriores o actuales y sus tremendas transformaciones, por lo tanto, grábatelo. No hay persona más interesada en tu transformación, más que tu propio entrenador. Por eso es que exigimos tanto, por eso es que nos volvemos fan fastidiosos muchos de nosotros, porque queremos que la gente cambie.

Más mujeres que hombres

Cualquiera podría pensar que los hombres entrenan más que las mujeres, pero la verdad es que la realidad es muy diferente. No tanto el hecho de quien entrena más, si no, el factor de quien se deja entrenar más.

 Cuando comenzamos a ejercer como entrenadores personales, nos damos cuenta que la mayoria de nuestros clientes seran del sexo femenino. Esto no es casualidad, que me disculpen los caballeros pero siempre he pensado que las mujeres son más sensatas e inteligentes, y son las que aceptan cuando necesitan ayuda.

En el otro extremo, los hombres con su machismo, no admiten que otro hombre (El entrenador) les diga que tienen que hacer para mejorar su apariencia, puede que no sepan nada, pero no dan su brazo a torcer a la hora de buscar ayuda.

No todos claro, hay muchos que sin son lo suficientemente maduros para dejarse entrenar y seguir al pie de la letra las indicaciones del preparador o coach que los está asesorando.
Pero la verdad es, que un 90% de las personas que entreno y he entrenado, son del sexo femenino.

Cuando trabajamos con mujeres hay que tener mucho cuidado.

Cualquier comentario se puede mal interpretar, cualquier gesto, cualquier mirada.

Hace muchos años alguien me dijo:

Ten mucho cuidado de la forma en cómo te comunicas con tus clientas mujeres, la gran mayoría de ellas están sedientas de atención y palabras o frases de aprobación. Y es la verdad, hay un fenómeno que se repite una y otra vez en los gimnasios, y es el típico entrenador que se relaciona con sus clientas independientemente del estatus marital de la persona. ¿Por qué se da esto? Como platicamos en el caso anterior, el caso de Esther. Hay muchas personas que buscan ayuda para bajar de peso o modificar su cuerpo de alguna manera porque algo las ha hecho sentir mal, porque algo provocó esa necesidad de verse y sentirse mejor. En muchos casos, esas son las palabras negativas por parte de la o las personas que aman. Su esposo, su hermana o mamá. Llegan al gimnasio frustradas, trastornadas con tanta negatividad que han recibido que simplemente necesitan ayuda no solamente física sino psicológica.

Estas personas son sumamente sensibles y susceptibles a todo lo que escuchen y vean. Si encuentran un ambiente de desaprobación en el gimnasio, simplemente se van a ir, no van a durar porque lo que quieren es una atmósfera que las haga sentir como que valen, no como seres inservibles y caducados como típicamente las hacen sentir llevándolas hasta la destrucción de su autoestima.

Pero qué pasa cuando esta mujer comienza a recibir todo lo que carece en su casa, todo lo que deseara que se le diera por parte del hombre que ama?

Palabras de aprobación

Es importante para nosotros como entrenadores motivar a nuestras clientas y clientes, y muchas veces lo hacemos, les aplaudimos sus movimientos, sus avances el peso o ejecución de los ejercicios, les aplaudimos cuando llevaron esa semana la alimentación al pie de la letra, les recordamos que son capaces, que no existen limitaciones, les recordamos y reconocemos cuando van teniendo avances en su apariencia física.

Y qué es lo que sucede a continuación? Que esa persona se comienza a preocupar por siempre hacer las cosas bien para seguir recibiendo esas palabras de aliento y aprobación, y el gimnasio se convierte en el único lugar donde reciben esas palabras positivas. Ya comienzan a vestirse diferente, porque el coach le dijo que se veía más delgada, ya se pone ropa más ajustada y pregunta sobre dónde compran las demás esas licras que usan.

De Repente la señora esta mas bonita, mas segura de sí misma y cuando llega a su entrenamiento está más radiante que nunca, porque quiere esa atención, quiere esas palabras que la hacen sentir bien.

Pero esa necesidad de halagos y piropos hacen que ella comience a ver a su entrenador con otros ojos. Y qué es lo que hacemos normalmente como entrenadores cuando vemos que alguien va viento en popa y está logrando resultados? Le damos especiales, le damos sesiones adicionales, porque esa persona nos está haciendo quedar bien, porque es dedicada, es disciplinada y su cuerpo está evolucionando.

Pero ella no lo ve de esa manera, ella lo ve como que es especial y probablemente el entrenador siente algo por ella, porque ni su marido le da los halagos que le da el entrenador.

Aquí es donde las cosas se confunden, aquí es donde se desvían los pensamientos y actitudes dentro del entrenamiento. Ya la señora sonríe más, ya es más amigable y coqueta, ya muestra más amabilidad y soltura dentro del gimnasio y lastimosamente aquí es donde algunos entrenadores se aprovechan de la situación y se enredan con estas clientas.

Si conocemos lo que sucede, si sabemos cómo manejarnos frente a estas situaciones pues no vamos a tener ningún problema, por lo menos con ella, porque por otro lado, todos estos cambios que la señora está haciendo no solo los nota el entrenador, los nota también su marido, y finalmente comienza a analizar y poner atención a las cosas que ella está haciendo.

Está demasiado enfocada en todo lo relacionado a su proceso, mas ellos no ven la relación de sus actos al proceso, si no, al entrenador.

Ya él se siente incómodo cuando ella le cuenta cosas que pasaron en el gimnasio.

-Fijate que el coach dijo esto.

-Fijate que el coach nos contó esta historia.

-¿Qué escuchas amor? - Estoy escuchando el podcast del coach.

-Que ves amor?

- Estoy viendo un video del coach...

Osea que lo ves, lo escuchas, lo sigues en las redes sociales. Estás obsesionada con ese pendejo coach, me tiene hasta la madre, ya no te voy a dejar ir a ese maldito gimnasio...

Y entonces, es cuando se desatan los problemas, los hombres celosos se la agarran con los entrenadores porque le están brindando a su mujer lo que ellos no hacen. Nosotros porque es parte de nuestro trabajo, ellos por descuido.

Esto se repite una y otra vez, es importante que te concentres en tu entrenamiento y tus resultados, si contratas un entrenador personal, considera siempre que los halagos, las porras y los comentarios de aprobación, no son nada personal, es solo una forma de seguirte motivando.

Cuando mi mujer llegó a mi vida yo ya era entrenador personal, ella se involucró en el gym, dejó su trabajo y se certificó de nutricionista deportivo. Comenzó a empaparse de todo lo que tiene que ver con el negocio y como toda una mujer inteligente, hizo un profundo análisis de todas las cosas que se daban en el gimnasio y llegó a la siguiente conclusión:

Me dijo: Tu con tu afán de lograr que tus clientas cambien, eres demasiado atento y meloso con ellas, eso ellas lo pueden mal interpretar. Tienes que ser amable y dar tus halagos para que se sientan bien pero saber cuando parar, saber identificar cuando alguna de ellas se está yendo por el camino equivocado. Aplica las siguiente reglas:

Pon una hora límite para recibir mensajes. Aunque tengas disposición y puedas contestar en ese momento, limita la hora en la que estás disponible para contestar un mensaje o una llamada.

Limita tus conversaciones con tus clientas a solamente lo que está relacionado al proceso o al gimnasio. No toques temas personales ni nada que pueda salirse de contexto y llevar a otros temas que están por demás dentro del ámbito profesional (Entrenador clients, clienta entrenador)

Cuando le mandes un mensaje a una clienta actúa como si el marido fuera el que está recibiendo o contestando este mensaje.

No aceptes regalos, no bajes tus precios para personas específicamente con el afán de que esa persona continúe con su proceso. No tienes necesidad de hacer eso y claro que puede ser mal interpretado no solo por ella si no por la demás gente que está en el gimnasio. En cuanto le des un precio especial, lo contará a las demás y comenzarán las habladurías.

Limita tus palabras de motivación a cuando estén otras personas presentes y utiliza un tono de voz alto, poco sutil. Recordemos que cuando un hombre cambia el tono de voz con una persona, puede ser un signo de agrado, de interés. Esto puede ser mal interpretado y con la sed de atención que muchas personas tienen, puede dar paso a malos pensamientos o entendimientos.

No pongas a nadie en el horario a horas donde estés totalmente solo con la clienta, y si es el caso, asegúrate de siempre estar con ella en lugares donde ella sepa qué hay cámaras y está siendo grabada. De esta forma sentirá más confianza contigo y tú estarás más seguro.

Todos estos consejos los aplico ahora y créeme que me han funcionado. Definitivamente las mujeres saben cómo. Hacer las cosas, nosotros los hombres es que somos más salvajes para identificar situaciones que se nos pueden convertir en problemas.

El enamoramiento entre clientas y entrenadores puede tener muchas más explicaciones. En primer lugar, el ambiente de entrenamiento puede generar una sensación de cercanía y confianza, lo que puede llevar a un vínculo emocional más estrecho.

Además, los entrenadores suelen ser personas motivadas, en forma y con experiencia, lo cual puede resultar atractivo para algunas clientas.

También es posible que se establezca una conexión emocional debido a la dedicación y atención personalizada que los entrenadores brindan a sus clientes.

Sin embargo, es importante recordar que cada situación es única y que cualquier relación personal entre cliente y entrenador debe manejarse con profesionalismo y respeto a los límites establecidos.

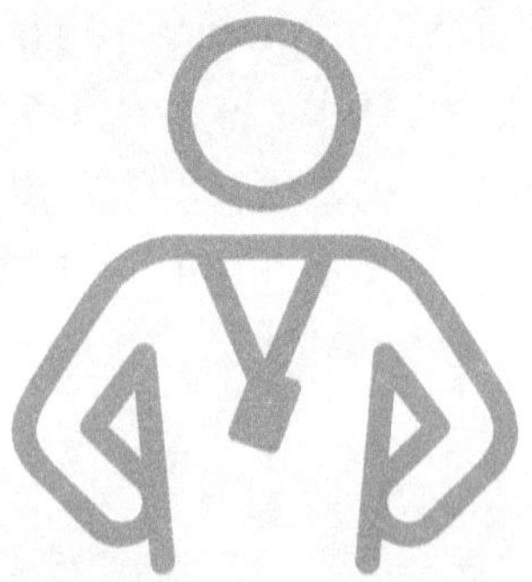

Palabras de motivación que comúnmente utilizamos en nuestro gimnasio.

No importa de donde vengas, no importa tu edad, no importa cuántos hijos tengas. Tú eres capaz de lograr lo que tú quieras si luchas, si pones de tu parte, si te dedicas, si pierdes el miedo.

De la misma forma que vas avanzando en tus cargas progresivas, de esa misma manera vas modificando y perfeccionando tus movimientos. Y de esa misma forma puedes ir modificando todo aquello alrededor de tu vida, aquello que te deprime, aquello que te hace sentir mal, se puede modificar.

Nuestros pensamientos son modificables, y si modificamos los pensamientos podemos modificar las emociones y por consecuencia nuestros actos. Todo está dentro de nosotros, el poder está dentro de nosotros.

En la vida hay que ser fuerte no de músculos sino de mentes, porque la fuerza mental nos lleva a la fuerza física, emocional y espiritual.

No permitas que nada ni nadie, ponga dudas sobre ti.

No permitas que nadie te diga que no eres capaz de lograr algo, porque nadie sabe, nadie conoce tu capacidad, ni siquiera tú conoces tu capacidad, por lo tanto, descúbrete, despierta ese coraje que tienes dentro, esa dedicación, cambia lo que tengas que cambiar, y esta manera vas a cerrar la boca de todas aquellas personas que en su momento dudaron de tus capacidades mentales y físicas.

No estás vieja, no se te acabó la vida porque hayas tenido 3 o 4 hijos, no estás gorda, no sé te pasó el tiempo, no se te acabó la vida por el hecho de haberte casado y ser un ama de casa.

Eres una mujer capaz, que tiene mucho conocimiento y podría aportar mucho. Comienza a crear un poquito de independencia, busca eso en vez de estar solamente en las redes sociales, encuentra algo para aprender, algo para instruirte y crecer más como persona. Probablemente algo que te genere ganancia económica y te haga crecer en ese aspecto también.

Si nosotros como hombres, dejáramos que nuestras esposas aportarán a nuestro trabajo, a nuestras empresas, a nuestros negocios, tendríamos mucho más éxito. Bien dice el dicho, que detrás de cada gran hombre hay una gran mujer.

Involúcrate, ayuda a tu esposo, las mujeres son más sensibles y mucho más astutas a la hora de tomar decisiones, nosotros como hombres somos más impulsivos. Busca la manera de darle apoyo a tu marido, no tiene que ser algo físico, podría ser logística, nada más para controlar mejor su negocio.

Pero no permitas que te digan que tú no eres suficiente, que tú eres tonta porque tu aporte no vale la pena. Yo no te voy a obligar a levantar pesado, yo te voy a sugerir un peso, pero está dentro de tus capacidades y tu confianza en sí misma la decisión de si quieres ejecutar el movimiento con determinado peso o no. De la misma manera, nadie está obligado a estar con otra persona, todos somos seres independientes, hacemos lo que nos hace sentir mejor, nunca permitas que alguien ponga una cuerda en tu cuello, como si fueras un animal, como si fueras de su propiedad. Usted no es propiedad de nadie, usted es independiente y asegúrese de recalcar eso siempre. No tiene porque bajar la cabeza, no tiene porque aceptar todo lo que se le diga, usted no es una niña para simplemente obedecer órdenes, se obedecen órdenes cuando existen personas superiores a nosotros. Su marido no es superior a usted, ambos tienen el mismo valor, voz de voto y merecimiento de respeto.

Vero Morales (Werita)

En la vida uno se encuentra con personas buenas, personas que te brindan su amistad sincera, que son leales y no te juzgan cuando te sales de tus casillas. La Werita (como cariñosamente le llamamos) es esa persona. Una mujer tan dedicada a el entrenamiento y la buena alimentación, una madre de 2 hermosos niños, ama de casa, esposa excepcional pero sobre todo gran ser humano.

Si mal no recuerdo lleva alrededor de 3 años entrenando con nosotros. La más puntual de todas, siempre está estacionada frente a la entrada 10 minutos antes de la hora, siempre con una sonrisa en su rostro y motivada a levantar peso o hacer todo el cardio que se tenga que hacer en ese día.

La werita ha modificado su cuerpo de una manera impresionante, jamás aparentará la edad que tiene y jamás alguien se imaginaría la capacidad que esta mujer tiene para mover peso. Realmente me sorprende, es una de las mujeres más fuertes que he conocido.

Tiene un PR en el peso muerto de 395 lb, le doy un par de meses para que supere las 405 lb. Un PR de 398 lb en la sentadilla libre y 185 lb en la banca plana. Me enorgullece porque se como comenzó y cuándo.

Es una mujer que técnicamente acaba de comenzar a entrenar y ya es tan capaz. Te puede mover grandes cantidades de peso como también te puede correr un 5k en 22 minutos. Mi respeto y admiración para una persona que sirve de motivación para las demás, que siempre ha

mostrado compañerismo y amabilidad para con los demás, siempre alejada de las habladurías y comentarios negativos, siempre detallista y servicial.

Si hay una persona aparte de mi mujer en la que yo confió las llaves del negocio es en ella, incluso cuando mi mujer y yo hemos viajado ha sido ella la que ha estado a cargo, y somos muy agradecidos por su voluntad y sentido de responsabilidad. Me hace sentir inmensamente bien haber traído al mundo de fitness a una persona tan dedicada, que le saca provecho a todos los entrenamientos y sirve de inspiración para las nuevas generaciones, y para todas aquellas amas de casa que se sienten que ya el entrenamiento no es para ellas, claro que lo es, es para todos, solo hay que tomar cartas en el asunto, así como lo hizo y lo sigue haciendo la Werita.

En una ocasión, alguien me preguntó porque yo era tan duro con ella, porque yo era tan exigente? Si ella era una de las personas con más carácter y sentido de responsabilidad.

Efectivamente, ella es una de las personas con más carácter y sentido de responsabilidad, por lo tanto, es una de las personas con más perseverancia que yo he conocido. Lo que tenemos que tomar en cuenta es lo siguiente, solamente perseveraremos cuando tenemos algo que conquistar, en el preciso instante que pensamos que ya lo hemos conquistado todo, dejamos de perseverar y nos estancamos, no hay más progreso. Y yo sé que ella es una de las personas que puede seguir progresando a lo largo de los años, que tiene todo el mundo enfrente, todo un paisaje hermoso que recorrer, pero para esto, le puedo aplaudir todo lo bueno que Ha hecho, más nunca le diría que es la mejor, o que ya llegó a las cima, no lo haría ni con ella ni con nadie más porque sería entonces cortarles las ganas, cortarle las alas, evitar su desarrollo no solamente Deportivos sino intelectual.

Siempre habrá algo que corregir, siempre habrá algo que mejorar, y claro siempre existirá algo que aplaudir. Pero nuestro objetivo es hacer que nuestras clientas sigan desarrollando sus capacidades.

A estas alturas, más con mis clientas antiguas, aquellas que ya llevan más de dos años conmigo, aquellas que conozco bien, y me conocen bien, que sabemos cuando estamos tristes, cuando estamos preocupados o cuando estamos alegres. Que sabemos cuando tenemos un malhumor pero que pronto se pasa, y la vida continúa. A todas estas clientas yo les exijo mucho, les exijo demasiado, y mi mujer les exige aún más.

Si la gente piensa que yo soy exigente, es porque no han entrenado o no han sido asesoradas por la negra.

Gorillaz Barbell Es Jenny Caceres.

Las personas que me conocen desde hace años, que han seguido mi trayectoria en este mundo de Fitness, podrían dar fe de cuantos años llevo luchando para sacar adelante este sueño. Porque más que un negocio para mí ha sido un sueño, el sueño de poder ayudar a muchas personas, el sueño de ver cientos de miles de libras de grasa eliminadas, transformaciones extremas y la motivación que pueda implantar en otros seres para seguir mi camino, mi legado, de ayudar a los demás en su proceso de transformación.

Han sido años de lucha, de alegrías y tristezas, de personas que han llegado y se han marchado, pero yo siempre empujando, callándome y volviéndome a levantar, escuchando las críticas de las personas con esa personalidad tan mediocre, que con poco se dan por vencidos.

Siempre he pensado en que no importa lo que hagamos, tenemos que ser profesionales, tenemos que ser perfeccionista y ser los mejores. Si yo voy a aprender a construir mesas, voy a construir esas mesas a la perfección, pero para lograr esto necesito mucho sacrificio, muchas horas de trabajo y cometer muchos errores, porque a la larga son los errores los que te van moldeando. Como dice el dicho. "hasta el hierro se puede moldear, a punta de golpes"

Durante todos estos años en los que el negocio se levanta y se vuelve a caer, durante todos estos años de incertidumbre en los que muchas veces no he ganado ni un dólar y he tenido que resolver mis cuentas con otro tipo de trabajo, como cortar pelo o reclutar para la guardia nacional. Una cosa si he tenido siempre en mi corazón, y es esas ganas de aprender, esa necesidad de seguir creciendo.

No he parado de instruirme, no he parado de buscar tener más conocimiento, en todos y cada uno de los ámbitos relacionados a Fitness. Aunque la credibilidad de parte de las demás personas no haya sido la mejor, yo he tenido credibilidad en mi capacidad y mi obsesión por querer saber más.

Cuando Jenny llegó a mi vida, llegó justamente en un momento caótico, un tiempo en el que yo me sentía más confundido que un adolescente.

Tenía alrededor de dos años de haberme divorciado. Era un momento en el que yo no quería saber nada de responsabilidades ni compromisos con ninguna mujer, era un momento en el que sacaba todas mis frustraciones e inseguridades con personas que tal vez no tenían nada que ver. Era un tiempo en el que quería fiesta, y simplemente tener paz en mi vida.

Pero lo que no me daba cuenta en ese momento, es que esas ganas de querer tener paz en mi vida, me llevaban a tomar decisiones o acciones, que en vez de acercarme a mis objetivos, me alejaba más. El desvelarme no me iba a llevar a mis objetivos pues iba a tener un mal desempeño en mi entrenamiento y por consiguiente no iba a poder seguir mejorando mi aspecto físico, y pues es muy importante en este negocio tener un aspecto físico que represente lo que uno promueve.

Otro mal hábito del que había optado en ese tiempo era el tomar, consumir alcohol incluso estaba fumando de nuevo, hábito que había dejado años atrás. Simplemente me estaba desviando del carril que había seguido durante tantos años para poder llegar a mis objetivos.

Cuando ella llegó, comenzamos a tratarnos y lo primero que recibí de ella fue confianza, lo primero que recibí de esta mujer fue lo que nunca había recibido de alguien más, el ignorar mi pasado. El no hacer caso a las habladurías y observarme a mí, no a mi pasado, es una mujer tan inteligente que se enfocó en lo que yo tenía para brindar. Que cualquiera que haya sido el error que yo hubiese cometido antes de que ella llegara a mi vida . Jenny me mostró, me corroboró, me recordó que yo era una persona con talento, y que mi sueño valía la pena, y que mi sueño era hermoso y yo tenía toda la capacidad para cumplirlo si corregía ciertos errores que estaba cometiendo.

Comenzamos a salir, ella siempre tan dulce, siempre tan inteligente pero tan llena de humildad. Se dedicó tanto a trabajar en su cuerpo que le pasó lo que me pasó a mí, se enamoró de lo maravilloso que es la modificación de nuestro físico y nuestra mente por medio del ejercicio y la buena alimentación, al punto que una tarde me dijo quiero hablar contigo, he tomado una decisión. Voy a certificarme, voy a dejar mi trabajo y me voy a dedicar a sacar adelante tu sueño, porque lo voy a convertir también en mi sueño y pienso que los dos trabajando de la mano haremos un buen equipo.

Yo no lo podía creer, yo no podía creer que esta mujer Tenía tanta fe en mi profesionalismo, en mis habilidades como preparador, como instructor, como entrenador, como coach de nutrición, que estaba dispuesta a ojos cerrados a dejar su trabajo y embarcarse conmigo en una lucha que yo venía trayendo desde años, pero ella veía potencial en mí y lo hizo

En un año se certificó como nutricionista deportivo, y más adelante como entrenadora personal, le dedicó horas y horas de estudio, de sacrificio, de desvelo, tomó los exámenes, los pasó todos y logró completar sus estudios.

No solamente completó sus estudios sino que se ha convertido ya con más de seis años de experiencia, en una de las mejores nutricionistas Deportivos que yo haya conocido.

Es tan buena que tomé la decisión de que ella se encargara absolutamente toda la nutrición del gimnasio entero, no solamente de los clientes presenciales sino también de nuestros clientes en línea que bendito Dios son muchos.

Me siento muy orgulloso de todas las transformaciones que ha logrado, de lo maravilladas que están sus clientas no solamente con el entrenamiento sino con los resultados, ahora emprendiendo en un negocio más de venta de suplementos y bebidas pre, intra y post entreno.

Es un ser con un corazón inmenso, es el tipo de personas que le podrías contar el mayor de tus secretos y no los compartiría ni con su almohada. Es un mundo de amabilidad, es amor y silencio, no habla mucho pero actúa. Es muy profesional, muy capaz y responsable con sus clientas, con su asesoría y la elaboración de sus planes de alimentación y entrenamiento.

Es una nutricionista y entrenadora que logra resultados en personas que se encuentran a miles de kilómetros de distancia, con su carisma y su talento, logra que sus clientas lleven sus planes de alimentación al pie de la letra y terminan transformando sus cuerpos.

Desde que ella llegó, dejamos de ser The SquatFather, y comenzamos a ser Gorillaz Barbell, hemos crecido grandemente, en equipo y conocimiento, me apoya en todo lo que hago, me apoyó cuando quise dedicarme meses estudiando para poder terminar mis créditos de psicología, me impulsó a crear mi propio curso para certificar a otras personas como entrenadores personales, me impulsó a escribir este y otros libros en los que estoy trabajando. Sus palabras siempre han sido de motivación, admiración y apoyo. Le agradezco infinitamente a Dios por haber puesto un ser tan maravilloso en mi camino.

Gracias a ella mi sueño no se fue por la borda, todo lo contrario, va viento en popa, el negocio sigue creciendo, el profesionalismo sigue creciendo, muchos errores que se van corrigiendo y nuevas actitudes vamos aprendiendo. Tenemos muchos proyectos por delante, nos apoyamos el uno al otro y hacemos un tremendo equipo no solamente como dueños del negocio, Sino como profesionales, nuestra metodología es única y los dos, yo con mis entrenamientos y ella con sus planes de alimentación logramos cambios en nuestros clientes, físicos y mentales, que sería para mí imposible lograr por sí solo. Por esto reitero, que Gorillaz Barbell es Jenny. Cáceres, porque sin ella esto no se hubiera dado, incluso este libro nunca se hubiera escrito. Continuamos...

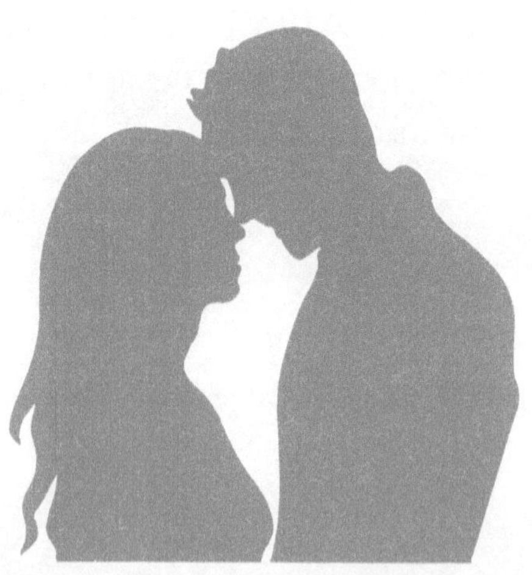

El BBL

Una operación bbl, o Brazilian Butt Lift, es un procedimiento quirúrgico estético que se realiza para mejorar la forma y el tamaño de los glúteos. Es una de las cirugías más populares para obtener un trasero más redondeado, levantado y con mayor proyección.

El cirujano realiza una liposucción en áreas del cuerpo donde hay acumulaciones de grasa no deseada, como el abdomen, los flancos, la espalda o los muslos. Se extrae la grasa utilizando cánulas específicas. Después, la grasa extraída se procesa para purificarla y eliminar las impurezas y el exceso de líquido para obtener grasa de alta calidad, lista para ser transferida a los glúteos.

Ahora, el cirujano utiliza cánulas delgadas para inyectar cuidadosamente la grasa procesada en diferentes áreas de los glúteos. Se busca mejorar la forma, el contorno y el volumen según las preferencias y objetivos del paciente.

Algunos cirujanos también pueden combinar la inyección de grasa con la colocación de implantes de glúteos para obtener resultados más personalizados y satisfactorios.

Tenemos claro que, como cualquier procedimiento quirúrgico, una operación bbl conlleva riesgos y posibles complicaciones. Es esencial realizar una consulta exhaustiva con un cirujano plástico certificado reconocido y con un buen historial de procedimientos de este tipo, discutir las expectativas y riesgos, y seguir todas las instrucciones de recuperación y cuidado postoperatorio.

No te conformes con aquellos que te ofrecen precios bajos, a menudo, son los que si algo sale mal, no se quieren hacer responsables. Busca un lugar que cumpla con todas las exigencias que regulan estas intervenciones, recuerda que no estamos hablando de una simple sacada de muelas, es una operación que incluye sus riesgos.

Si realizarte esta operación ha sido una de tus ilusiones, te voy a dar algunas pautas para que el proceso y más importante aún, el mantenimiento de tu cuerpo, sea exitoso.

Pienso que si todos tuviéramos la posibilidad de corregir las imperfecciones físicas con una cirugía, pues todos lo haríamos, sin importar el riesgo, solo por la necesidad de mejorar nuestra apariencia y nuestra autoestima. Ahora, hay algo muy importante que tenemos que considerar.

Primero. ¿Has notado que la gran mayoría de mujeres que se realizan este tipo de cirugías, no logran mantenerlo por un largo tiempo? Típicamente terminan engordando y regresando al quirófano para ser intervenidas de nuevo. Hay casos de mujeres que se han hecho este tipo de cirugías más de dos o tres veces. ¿Por qué se da esto? ¿Cuál es la razón por la que se hace tan difícil mantener la buena figura?

Hay diferentes razones para esto. La más común es el hecho de que muchas de estas personas buscan hacerse la cirugía para evitar el gimnasio y las dietas, y ahí es donde radica el problema principal. El operarte el cuerpo, el modificar tu composición corporal de una manera tan extrema es chocante para tu cuerpo.

Siempre he hecho hincapié en la manera en cómo nosotros vemos la grasa, y como nuestro cuerpo ve la grasa. Nosotros la vemos como algo malo, como un estorbo, y claro está, la grasa en exceso es malo, los problemas que trae la obesidad son muchos, pero cuando solo queremos mejorar la estética, porque no tenemos esa exageración de grasa como para tener que optar por una intervención quirúrgica, simplemente es percibido por el cuerpo como una invasión y un robo descabellado de su ahorro energético. Si, es que así es como nuestro cuerpo ve la grasa, como algo importante, como un ahorro de energía para utilizar en un caso de emergencia, tal cual nosotros ahorramos dinero en el banco para utilizar en caso de necesidad.

¿Cómo te sentirías si de un día para otro, revisas tu cuenta de banco y te das cuenta que te han sacado todo tu dinero? ¿Qué harías? Lo más seguro es que buscaras la manera de recuperar el dinero perdido correcto?Nosoloeso,sinoque noconfiarásmásen las instituciones bancarias, porque fue de allí de donde te sacaron el dinero.

Pues el cuerpo hace lo mismo, cuando se le arranca su ahorro energético, se ve en la necesidad de buscar la manera de acumular esas calorías en forma de grasa como lo había hecho antes, solo que esta vez, se enfocara en retener la mayor cantidad de grasa posible para recuperar el ahorro y gastará lo menos posible para acelerar este proceso. Aquí es donde vemos estas mujeres que después de 9 meses a un año de haberse operado, comienzan a perder la forma, y su cuerpo va acumulando grasa en las extremidades, el as piernas, brazos, incluso pantorrillas, no acumula en el área abdominal porque fue ese el banco de donde le robaron su ahorro energético.

Si ves, el cuerpo no es tonto, el cuerpo es eficiente y sabe que hacer para manenre esa seguridad, esos valores necesarios para sobrevivir. Nosotros no somos apariencia, somos supervivencia y el cuerpo actúa de esta manera.

Pero entonces, ¿es malo operarse?

No, para nada. Operarse no es malo, si usted tiene las posibilidades y ha hecho su respectiva investigación, pues hágalo, pero no sin antes tomar en cuenta las siguientes pautas:

Antes de operarse, asegúrese que aprende un estilo de alimentación saludable y balanceado, porque va a tener que comer de esa manera para el resto de su vida si desea mantener ese cuerpo.

No me refiero a dietas estrictas ni nada por el estilo, pero por lo menos tener conocimiento de las cantidades de cada macronutriente que puede ayudarla a mantener el cuerpo, además de un conteo constante de calorías para asegurarse que no se pasa de sus calorías de mantenimiento, porque si lo hace, su cuerpo comenzará a acumular grasa nuevamente.

Aprender a tener una vida activa.

Tendrá que adaptarse al hábito de entrenar por lo menos 3 veces a la semana para mantener ese cuerpo, de lo contrario lo perderá en menos de un año.

No mas alcohol.

Definitivamente va tener que optar por una vida saludable, evitar el alcohol y el tabaco es uno de los aspectos más importantes para mantener ese cuerpo. Si usted consume alcohol, será más propensa a retomar la grasa que se saco e incluso, más de eso, terminando con un cuerpo peor de como comenzó.

Ya ves, no es así de sencillo, de solo operarse y ya, hay que considerar estos puntos. Ahora, si usted ya está acostumbrada a entrenar y comer saludable, pues adelante, operese que será más fácil mantener el cuerpo hermoso.

¿Cómo debería comer una persona con este tipo de cirugía?

Definitivamente tiene que mantenerse en sus calorías de mantenimiento, sin pasarse ni por 100 calorías. Incluso de vez en cuando, una semana al mes aproximadamente, bajar a un leve déficit calórico para estimular al cuerpo a la utilización del tejido graso.

Muy pero muy importante es el control de los carbohidratos. Una persona con este tipo de operación no puede comer carbohidratos de forma descontrolada, tiene que optar por pequeñas raciones de carbohidratos, como máximo, ½ tasas por comida, no más de 1.5 tasas al día, o si lo ponemos en gramos, sería no más de aproximadamente 80 g de carbohidratos al día, en los días de entrenamiento.

En los días de no entrenamiento tendría que bajar esos carbohidratos a la mitad. Lo que sucede es que nuestro cuerpo va a buscar todas las posibilidades de acumular grasa, y ya sabemos que el exceso de carbohidratos desencadena altos niveles de glucosa en el torrente sanguíneo lo que provoca una secreción de insulina por parte del páncreas.

Esta hormona se encarga de almacenar esa glucosa como glucógeno en los músculos y el hígado, pero si estos ya están llenos, transforma esa glucosa en ácidos grasos y los guarda en las células adiposas, estas se van multiplicando y así se va aumentando el tejido graso, esas llantitas que tanto nos disgustan.

En resumen. Como siempre he dicho, es más difícil mantener un cuerpo operado que un cuerpo no operado, pero las personas creen que este tipo de operaciones son una opción para no entrenar ni comer saludable.

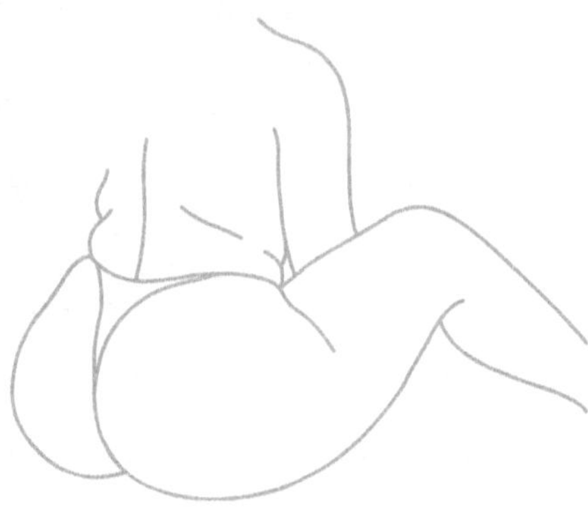

La manga gastrica

La manga gástrica es un tipo de cirugía bariátrica que se utiliza para tratar la obesidad y ayudar a los pacientes a perder peso. También se conoce como gastrectomía en manga o sleeve gástrico.

Consiste en la reducción del tamaño del estómago, mediante la eliminación de aproximadamente el 80% del mismo.

El procedimiento se lleva a cabo con la ayuda de una laparoscopia, una técnica quirúrgica mínimamente invasiva que utiliza pequeñas incisiones y la inserción de instrumentos largos y delgados a través de ellas.

Durante la cirugía, el médico crea una manga o tubo en forma de plátano al retirar una gran parte del estómago y dejando un estómago más pequeño y de forma tubular.

Esta manga más pequeña limita la cantidad de alimentos que se pueden consumir y también reduce el apetito al alterar las hormonas relacionadas con la regulación del hambre.

La manga gástrica ayuda a los pacientes a perder peso de manera efectiva al limitar la cantidad de alimentos que pueden ingerir y al reducir el apetito. También puede ayudar a mejorar las condiciones de salud relacionadas con la obesidad, como la diabetes tipo 2, la presión arterial alta y las enfermedades del corazón.

Ahora, hay que tener en cuenta que la manga gástrica es una cirugía mayor y no está exenta de riesgos y complicaciones.

Sabemos que este tipo de intervenciones son más comunes en personas con sobrepeso. En muchos casos son personas que tienen un nivel de obesidad que pone en riesgo su salud y si ese es el caso, adelante, todo sea por mejorar la salud. Sin embargo, tenemos que entender cómo es que el cuerpo reacciona cuando se hace este tipo de procedimientos. No nos referimos a la pérdida de peso, esa es definitivamente efectiva, si dejamos de comer, claro que vamos a bajar peso, y es justo aquí donde encontramos el problema.

Cuando nos referimos a la pérdida de peso, en todo caso nos estamos refiriendo a la pérdida de grasa corporal, no necesariamente peso en general. Porque recuerda que nuestro cuerpo puede bajar de peso, pero no siempre será de grasa corporal. Cuando hacemos un plan de transformación en cualquier persona, hay dos objetivos principales.

1- La eliminación de grasa corporal

2- El mantenimiento e incluso incremento de nuestro peso magro, nuestro músculo

. ¿Por qué? Bueno porque para mantener la grasa lejos de nosotros tenemos que asegurarnos que durante ese proceso de pérdida de peso, aumentamos nuestro metabolismo, para que nuestro cuerpo pueda quemar más calorías en reposo de lo que quemaba antes. ¿Cómo logramos esto? Pues con el aumento del músculo.

Porque si nos engordamos en primer lugar, pue
porque aparte de los malos hábitos o problemas
hormonales previos, nuestro metabolismo es lento,
y solo se puede acelerar por medio del aumento del
peso magro, esto provocará un aumento en el conteo
mitocondrial y por consecuencia una mayor quema
o utilización de grasa como energía, y mejor
utilización de las calorías de nuestra alimentación.

Habiendo aclarado esto, veamos lo que el cuerpo
hace cuando se restringe el consumo calórico de
manera tan exagerada como lo hacen estas personas
después de este tipo de cirugías.

Como el cuerpo percibe que se le está dando
solamente un pequeño porcentaje de calorías en
comparación a lo que se le daba antes, busca la
manera de lograr una adaptación metabólica.

¿Qué significa esto? Se regula para solamente
utilizar el número de calorías que se le está dando.
Osea se vuelve más lento el metabolismo.

¿Cómo el cuerpo logra esa adaptación metabólica? Por medio de la eliminación del músculo. Entonces, en vez de aumentar o mantener músculo, lo vamos a perder. A la persona poco le importa este asunto si no tiene conocimiento.

Pero con el tiempo terminará con un metabolismo tan lastimado, que su cuerpo se vuelve flácido, seguramente terminará regresando al quirófano pero en esta ocasión, a removerse la piel sobrante, porque no tuvo tiempo ni para regenerar la piel por medio del ejercicio y la alimentación, el cambio fue demasiado rápido.

Cómo podríamos contrarrestar este problema en una persona con una operación de manga gástrica?

Después de la operación, en cuestión de alimentación no se puede hacer mucho, pues las raciones que se recomienda comer son entre 2 y 4 onzas de comida nada más. Recordemos que tiene un estómago que no es ni la mitad de lo que era antes. Entonces, debemos procurar que la mayoría de esas calorías provengan de proteínas.

¿Por qué proteínas? Bueno porque ya sabemos que es macronutriente encargado de la reparación y regeneración de nuestras células en general. Células musculares, como también las de la piel, huesos, todo lo que es nuestro cuerpo, todo está compuesto por células, que forman órganos y estos forman organismos y así formamos el cuerpo humano. Así que el consumo de proteína es indispensable para estas personas, necesitamos mantener el músculo y recuperar la piel.

También es muy recomendable la suplementación de colágeno y vitamina E.

El entrenamiento es también importante. Estas personas tienen que enfocarse en un entrenamiento de pesas que estimula al cuerpo a crear y mantener el peso magro.

Ustedes no tienen idea de la cantidad de personas que he atendido que tuvieron rebote después de cualquiera de estas cirugías. Todo por falta de información y por tratar de encontrar un camino fácil hacia un cuerpo hermoso.

Nosotros atendemos a muchas personas operadas, de cualquiera de estas antes mencionadas u otras similares, operaciones estéticas.

Algo que todas tienen en común es el hecho de qué les cuesta muchísimo disminuir la grasa corporal, sin importar el método que se utilice, métodos que nosotros sabemos con certeza que son sumamente efectivos hasta en las morfologías más duras, a ellas les cuesta, es mucho más difícil moldear un cuerpo que ya ha sido intervenido quirúrgicamente, que ya ha sido lastimado metabólicamente, toma mucho más tiempo pero si la persona es paciente, puede obtener muy buenos resultados y mantener un cuerpo muy bonito.

Al punto que no parezca un cuerpo operado. Porque ese es otro caso, el hecho de que muchas mujeres se operan pero sus cuerpos no quedan con un aspecto natural, probablemente se hicieron un implante de glúteo, pero tienen las piernas muy delgadas, lo que resalta la falsedad del glúteo.

Una persona que en algún momento se ha realizado un implante de glúteo, tiene que trabajar sus piernas de una manera intensa, su enfoque tiene que ser el fortalecer la parte de enfrente y más importante aún en este caso, la parte de atrás de las piernas para que pueda dar la fantasía, de qué el glúteo es casi del mismo tamaño de la pierna.

De lo contrario el glúteo resalta, pero la pierna se fuera de lugar, y todos sabemos que cuando trabajamos nuestros glúteos, pues trabajamos nuestras piernas al mismo tiempo, lo que significa que no existe una manera de trabajar y agrandar nuestros glúteos sin agrandar nuestras piernas, es imposible.

Aparte detalles como estos son los que se tienen que considerar, y por eso es que es también muy importante que nuestras clientas sean honestas con nosotros y nos digan qué tipo de cirugía es la que se han practicado.

Hemos tenido casos de personas que no aceptan que sean operadas, piensan que de alguna manera van a ser vistas de menos, o tal vez quieren que las personas piensen que han cambiado su cuerpo gracias al entrenamiento y la buena alimentación.

Pero no se trata de lo que la demás gente piense, se trata de qué el cuerpo Después de una operación, por medio del ejercicio lo podamos hacer ver mejor, que realmente parezca que el cuerpo entero fue creado con entrenamiento.

Tengo un número bastante alto de clientas que tenían la intención de operarse y después que comenzaron a entrenar, después que comenzaron a moldear sus cuerpos por medio de la buena alimentación y la actividad física, optaron por no operarse. Esto es

porque se dieron cuenta de qué se pueden alcanzar muy buenos cambios por medio de un estilo de vida saludable. Tenemos que considerar que una operación es bastante cara, que podríamos hacer muchas otras cosas productivas con ese dinero, o simplemente guardarlo para el futuro de nuestros hijos.

Porque a la larga tenemos que ser honestos y considerar que es solamente una operación estética, que realmente este tipo de intervenciones no van a mejorar tu salud, al menos que sea un caso de obesidad extrema.

Pero cuando se trata de operaciones para mejorar la apariencia, Éstas no van a mejorar nada que tenga que ver con tu salud. Por otro lado el entrenamiento y la buena alimentación, si van a mejorar tu salud y como efecto secundario benigno, te van a dar una mejor apariencia.

Aparte y qué bonito es ver un cuerpo femenino trabajado, trabajado refiriéndome al hecho de que se note que ha sido cambiado con esfuerzo y ejercicio, y ya todos sabemos que esto se nota en los brazos y la espalda, porque por mucho que una persona se opere, no va a lograr esa bonita definición en los brazos y espalda así que si usted quiere saber si la muchacha que vio en el supermercado es operada o es natural, solamente fíjese en sus brazos y en su espalda, si tiene cierta definición, si tiene torneado los brazos, significa que hace esfuerzo físico para poder trabajar su cuerpo.

De lo contrario si sus brazos no tienen forma, es decir no están torneados y moldeados, no existe una separación leve entre músculos, como la parte de al lado del hombro y la parte de afuera del bíceps por ejemplo, debería existir cierta separación pero no la hay.

Esto significa que es un cuerpo operado, que incluso está cayendo en la tendencia de acumular grasa en las extremidades, y esto se nota, Cuándo se van a hinchando los brazos, las piernas, las caderas e incluso las pantorrillas.

Nosotros tenemos clientes que se han operado, pero nunca nadie podría decir que se ven operadas a simple vista, porque tienen sus cuerpos muy trabajados, sus piernas de buen tamaño y sus brazos muy bonitos y tornados, eso se gana con sacrificio.

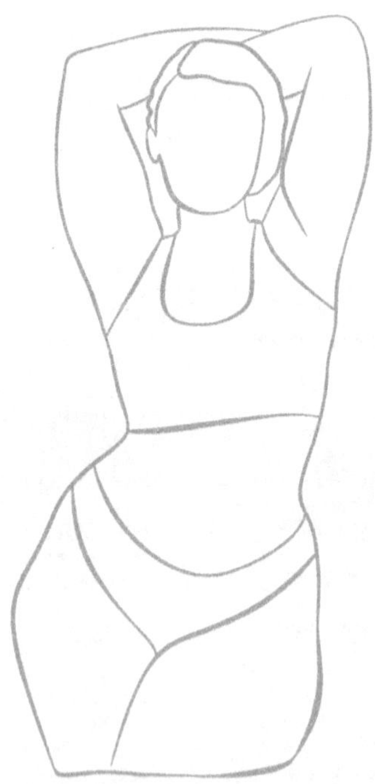

La historia de Susy.

Susy era una muchacha joven, con una cara muy bonita y una personalidad excepcional. Era la alegría de las reuniones entre amigas, era la que no podía faltar por su carisma, porque tenía un muy buen sentido del humor, era muy querida por hombres y mujeres.

Pero cuando se trataba de tener una relación, un noviazgo, hasta la menos carismática del grupo lo conseguía, pero a Susy no se le daba.

Con el pasar del tiempo, se fue dando cuenta según sus deducciones que su problema era su sobrepeso, que sus amigas tenían mejor suerte en el amor porque no tenían el sobrepeso que ella tenía.

A pesar de ser una persona extrovertida, a pesar de ser una muchacha muy inteligente, le faltaba lo que las otras tenía, un aspecto físico atractivo. Un cuerpo esbelto.

Después de graduarse, Susy se dio a la tarea de ahorrar dinero porque quería operarse, hizo todas las investigaciones, vio lo que necesitaba hacer, y cuánto le costaría a tener ese cuerpo que le cambiaría la vida, pues entonces se volvería una mujer mucho más atractiva.

Dentro de los requisitos para poder hacer la operación, tenía que bajar alrededor de 30 libras. Una vez bajara a ese peso se podía hacer la operación. Cómo era sumamente importante para ella, decidió buscar ayuda para deshacerse de esas 30 libras y conseguir el peso ideal para la operación. Fue entonces cuando me contactó.

Desde el primer instante me dejó saber cuáles eran sus objetivos, me dijo cuál era su sobrepeso, que había hecho todas las investigaciones para realizarse la cirugía pero que se requería la disminución de 30 libras de grasa corporal.

Acordamos una cita, se presentó al gimnasio esa misma semana y entonces comenzamos a platicar de cuál sería el proceso para la disminución de esas 30 libras.

Inmediatamente noté una persona muy carismática, una persona muy inteligente, muy intelectual, pero a la vez muy insegura por su cuerpo.

A pesar de tener una cara muy bonita, vestía con ropa demasiada ancha. Durante la entrevista me comentó que no salía a reuniones sociales, porque no encontraba qué ponerse.

Cada vez que se refería a su cuerpo lo hacía de una manera despectiva, como si se refiriera a otra persona la cual le caía mal.

Definitivamente estábamos ante un caso de bajo autoestima, de poca aceptación. Hicimos el programa de entrenamiento, y también creamos el plan de alimentación que nos llevaría a eliminar esas 30 libras de grasa corporal.

Mientras íbamos trabajando, íbamos tocando diferentes temas, trataba yo de ganar un poco de confianza, un poco de terreno para poder llegar al asunto del sentido de autopercepción.

Yo quería escuchar de sus propias palabras, cuál era la idea que ella tenía sobre sí misma. Yo quería indagar, en cómo ella se miraba parada frente al espejo.

Un día lunes, llegó a entrenar y tenía una cara de mucha tristeza, le pregunté si estaba lista para comenzar la rutina y solamente levantó sus hombros y movió su cabeza para un lado, como si no fuera algo que la motivara, como que no estaba muy interesada ese día. Y digo ese día porque cada vez que entrenábamos tenía mucha energía y muchas ganas de superar cualquiera que fuera el reto durante ese entrenamiento.

Le pregunté que la tenía tan indispuesta, porque sus niveles de energía estaban tan bajos? Y me comentó que tuvo una crisis la noche anterior, me dijo que sintió un poco de hambre cuando ya estaba en la cama, decidió ponerse de pie para buscar algo que comer, pero llegando a la cocina lo primero que se encontró fue un pie de manzana que había quedado parte de una docena que su mamá había hecho por encargo. Ella me contó, que tomó una cuchara y se terminó el postre entero, se sentó frente a la televisión, puso un show y se acabó el pie entero.

Eso no fue todo, después de esto fue al refrigerador, Y para quitársela sed, no se tomó una ni dos ni tres, sino cuatro latas de Coca-Cola, y como ya se sentía que había hecho algo malo, decidió darse otro gustó más. En esta ocasión se comió tres sopas instantáneas.

Se sentía que había fallado, se sentía triste, se sentía decepcionada y sentía que ese día ni siquiera le daban ganas de entrenar, como que no se lo merecía, como que ese entrenamiento no iba poder recompensar el error cometido la noche anterior.

Entonces fue mi oportunidad para contarle un poco de mis problemas psicológicos, incluyendo ataques de ansiedad, en los qué no me controlo y caigo en un momento en el que lo único que pienso es en comer, y lastimosamente no se me ocurre comer proteína, o algo que no vaya tener un impacto significativo en mi metabolismo. Siempre lo que se ocurre o se antoja comer son cosas dulces o harinas.

Y cualquiera podría pensar que nosotros como entrenadores, como preparadores, nosotros que tenemos conocimiento amplio sobre nutrición, no podríamos cometer este tipo de errores.

Pues lamento decepcionarlos y decirles que sí, que nosotros aunque tenemos todo el conocimiento, también somos seres humanos, y también tenemos problemas y este tipo de crisis.

Sin embargo también sabemos que mientras no se de una forma repetitiva, de una manera constante, son cosas que pueden ser contrarrestadas, son errores en los que en algún momento vamos a caer, pero tenemos que salir de ellos.

Esto no se trata de cuántas veces nos caemos, sino de cuántas veces nos levantamos, los errores los vamos a cometer pero tenemos que seguir luchando, en contra del sistema y más importante, en contra de nuestras mentes.

Después de escucharme hablar, después de escuchar mi historia, me vio de pies a cabeza y me dijo, y aún así tienes ese cuerpazo?, Le dije, aún así pues sigo luchando conmigo mismo para controlar esos problemas, justamente lo que tú seguirás haciendo, luchando para contrarrestar ese problema.

No hay porque sentirse mal, no hay porque tirarse a morir, simplemente hay que actuar y prepararnos para la próxima vez que tengamos un tipo de crisis como esa, lo único que tengamos disponible sean alimentos saludables.

Entrar al mundo del fitness no es nada fácil, pero tampoco es imposible. Todos comenzamos en algún lado, todos hemos pasado por mucho trabajo, aún las personas más dedicadas, aún los profesionales, aún los competidores tuvieron que comenzar por algún lado, y todos han pasado dificultades, nadie está exento de cometer errores, somos seres humanos y we de eso se trata, de empujar de caer y volver a levantar, recuerda siempre que el fracaso no es Sinónimo de ser fracasado, es solamente parte del proceso, mientras sigamos empujando, mientras tengamos nuestra mente y nuestras acciones enfocadas hacia nuestros objetivos.

vamos caminando por el camino correcto y los resultados vendrán, tarde o temprano pero llegarán.

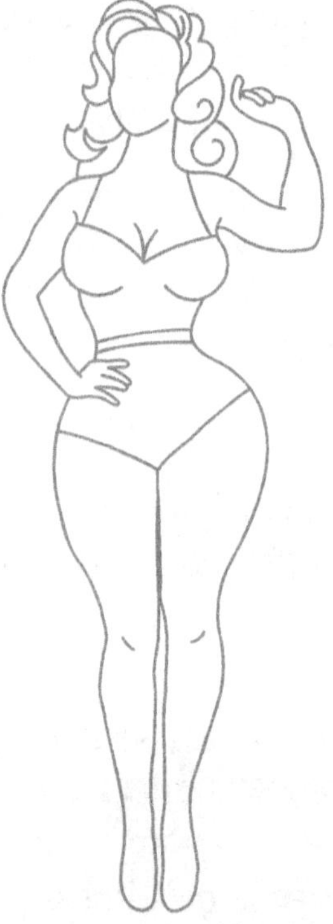

Tabús en fitness.

No sé si todavía es un, pero la verdad es que una de las cosas que se escuchan muy a menudo que pienso tiene aún a mucha gente confundida, especialmente el sexo femenino, es el aumento de masa muscular.

Cada vez que yo le menciono a una de mis clientas, especialmente a las que van comenzando, la necesidad de aumentar la masa muscular, dan un grito al cielo. Esto es porque carecen de conocimiento o entendimiento de lo que realmente significa el aumento de masa muscular.

Todos, hombres y mujeres, tenemos un determinado número de libras de peso magro máximo que deberíamos tener.

Una mujer que mida cinco pies cinco pulgadas por ejemplo, debería de tener un peso magro de alrededor de 125 a 130 libras.

Ahora antes que nada vamos a identificar qué es peso magro.

Cuando hablamos de peso magro nos referimos a todo aquel peso que está libre de grasa, esto incluye los huesos, órganos, retención líquida y claro, el músculo.

Obviamente de todo esto lo único que podemos manipular para que se aumente o se disminuya es el músculo, por eso es que cuando nos referimos al aumento de peso magro, nos estamos refiriendo al aumento muscular.

Como dijimos anteriormente, el aumento del músculo es sinónimo del aumento mitocondrial, que son las hogueras donde procesamos los ácidos grasos para ser transformados a energía y poder ser utilizados.

Mientras más mitocondrias tenemos, más calorías podemos consumir a lo largo del día. La única manera de aumentar las mitocondrias es por medio del aumento del músculo.

Entonces si una persona que debería de tener por naturaleza, alrededor de 125 libras de peso magro y solamente tiene 110 libras, esas 15 libras de las que carece, son las que hacen que el metabolismo se vuelva lento.

Si logramos que esta persona aumente las 15 libras que le faltan, su metabolismo se acelerará.

Está comprobado que nuestro cuerpo puede aumentar hasta 50 calorías por libra de peso magro que aumentemos. Lo que significa que si aumentamos 10 libras de peso magro, podríamos tener un aumento en nuestro consumo calórico diario en reposo, de hasta 500 calorías. ¿No sería esto maravilloso?

Pero tenemos que entender también cómo se ve, de forma superficial el aumento de peso magro. Porque hay muchas damas que cuando les digo que van aumentar el músculo, en lo primero que piensan es que se van a ver grandes y musculosas, tal como si tuvieran un cuerpo masculino.

Cuando nos referimos a el aumento de peso magro, nos estamos refiriendo a un tipo de hipertrofia que se conoce como hipertrofia miofibrilar, lo que significa que el músculo va a aumentar el grosor de la miofibrilla, el músculo se va a volver más fuerte, más pesado, pero a la vez no va a aumentar el tamaño.

 El aumento del tamaño muscular es un tipo de hipertrofia diferente, que se conoce como hipertrofia sarcoplasmática. Ésta se puede utilizar solamente en el caso de las piernas, porque tenemos claro que las mujeres prefieren un volumen en el tren inferior, más no en el tren superior.

Este aumento de peso, y disminución de grasa corporal, es lo que se conoce como composición corporal.

La recomposición corporal es sumamente importante, porque necesitamos crear un equilibrio entre masa y grasa. No solamente por estética, sino también por razones de salud y sostenibilidad. ¿Por qué hemos engordado? Muchas ocasiones por tener un metabolismo lento, ¿que hace un metabolismo lento? Típicamente el poco músculo, es decir la poca existencia de mitocondrias en el cuerpo.

La pregunta sería, cómo es que nuestro cuerpo no desarrolla suficiente músculo? O es que hemos perdido músculo?.

Esta es una pregunta simple de contestar, en muchas ocasiones tenemos poco músculo porque tal vez lo hemos desgastado, como popularmente se le dice lo hemos quemado con dietas estrictas, con planes de alimentación descontrolados, muchas veces por no comer suficiente. Si nosotros no le damos a nuestro cuerpo las calorías y los macro nutrientes que este necesita, terminará por devorarse asimismo.

Tal es el caso de las personas que se han operado como el tipo de intervención que hablamos anteriormente, la cirugía de manga gástrica.

Es por esta razón que yo le digo a mis clientas, que es preferible comer más que dejar de comer, especialmente cuando uno entrena de manera intensa y pesada como lo hacemos nosotros. Un error muy grande que también se comete, es el hecho de entrenar demasiado pesado y mezclar esto con una pobre alimentación, esto no nos va a dar buenos resultados, nos va a hacer bajar de peso, pero ya hablamos que el hecho de bajar de peso no es sinónimo de bajar grasa corporal.

Si lo que queremos es disminuir la grasa corporal específicamente, necesitamos tener un plan de alimentación balanceado, que incluya todos los macro nutrientes y la cantidad de calorías que corresponde de acuerdo a nuestro cuerpo y actividad física de cada día. Nuestro consumo calórico tiene que ser diferente cada día, porque este tiene que basarse en nuestra actividad física.

Está claro que no vamos a consumir las mismas calorías ni el mismo Conteo de macro nutrientes los días de no entreno como los días de entreno.

Esta es la razón también, por la que es tan importante el entrenamiento de pesas, independientemente de si es un hombre o una mujer. Hay que enfatizar el aumento en la retención del peso magro.

Para aumentar el peso magro o el músculo tenemos que entrenar con pesas, y para mantenerlo también tenemos que seguir entrenando con pesas.

El cuerpo nos va a dar lo que nosotros le pidamos, lo que nosotros le exijamos. El cuerpo se adapta a cualquier medio ambiente, si determina que nosotros exigimos mover peso, va a aumentar el músculo para poder cumplir con ese requerimiento.

Por otro lado si nosotros sólo entrenamos ejercicios cardiovasculares, el cuerpo va a percibir que no tiene necesidad de mantener músculo pues no está moviendo peso, y lo único que se está haciendo son ejercicios intensos de cardio que requieren más movilidad y ser más liviano. Por consecuencia va a eliminar el músculo y va a mantener solamente aquel músculo necesario para poder cumplir con el leve requerimiento que le estamos exigiendo de entrenamiento cardiovascular.

Esa es la razón por la que muchas personas que solamente tienen un estilo de entrenamiento cardiovascular, se ven delgadas, no tienen suficiente músculo, no tienen fuerza, y carecen de tonificación. porque el cuerpo da lo que se le está exigiendo. Esto no significa que entrenar cardiovascular sea malo, nada por el estilo, es de mucho beneficio. Tenemos que entrenar el corazón también, la palabra lo dice, cardiovascular, es un entrenamiento destinado para la salud de nuestro corazón. Pero la utilización de los dos métodos es óptimo para mejorar nuestra salud y tener una mejor composición corporal.

El entrenamiento de pesas antes y el entrenamiento cardiovascular después, o se pueden hacer en días separados. 30 minutos de entrenamiento cardiovascular de tres a cuatro veces a la semana es más que suficiente, obviamente manteniéndolos dentro de nuestra zona de quema de grasa, en cuestión de nuestro ritmo cardiaco. Esa es otra cosa muy importante, el hecho de qué debemos mantener nuestro ritmo cardíaco dentro del número de palpitaciones que se requieren, para que sea lo suficientemente estante para que nuestro cuerpo pueda utilizar la grasa, pero no tan pesado o tan exigente como para que nuestro cuerpo se vea en la obligación de utilizar el músculo como energía.

para saber cuál es nuestra zona de quema de Gracia, hay una ecuación muy sencilla.

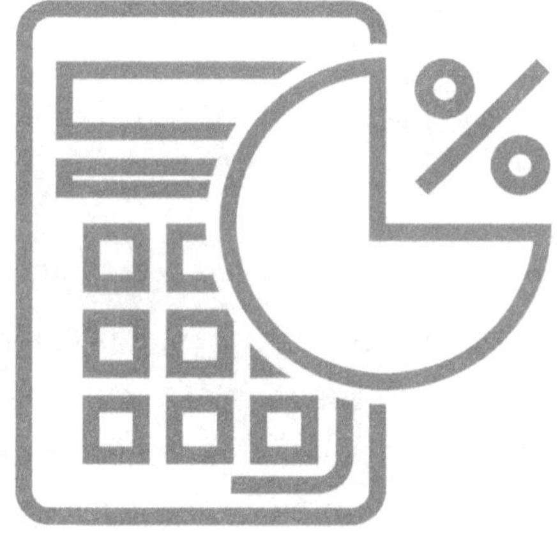

220 que es el número de palpitaciones al que nuestro corazón puede llegar antes de un paro cardiaco, a este número le disminuimos nuestra edad, el número que nos da sería el ritmo cardíaco máximo. A ese número no nos queremos acercar durante nuestro entrenamiento, lo que vamos a hacer es que ese número que nos dio lo vamos a multiplicar por 0.75, lo que vendría siendo el 75% de nuestro ritmo cardíaco máximo. Aparte esto nos va a dar un número que vendría siendo nuestro ritmo cardiaco Target, o mejor conocido como zona de quema de grasa.

Por ejemplo:

Si una persona tiene 30 años, se restan 30 a 220 y nos da 190, ese número 190 lo multiplicamos por 0.75 y nos da 142.5, que sería el número de palpitaciones correcto, para mantenernos dentro de un estado en el que nuestro cuerpo utilice la grasa mas no consuma el músculo como energía.

Para lograr mantener nuestro corazón en este número de palpitaciones, tiene que ser un tipo de actividad cardiovascular que no sea tan exigente, no podríamos alcanzar este número de palpitaciones o mantenerlo a este nivel con un tipo de entrenamiento como el HIIT, o intervalos de alta intensidad.

Tendría que ser un entrenamiento lento y controlado, un entrenamiento pasivo, como caminar, un entrenamiento como trotar, para que nosotros podamos tener el control de nuestro ritmo cardiaco y nos podamos mantener dentro de ese número determinado de palpitaciones.

Llega el momento en el que nuestro corazón se acostumbra a mantenerse dentro de ese rango de palpitaciones, y entonces nosotros tenemos la habilidad de poder acelerar el paso en cualquiera que sea la disciplina que estamos practicando,

pero el número de palpitaciones se mantiene siempre dentro de nuestra zona de quema de grasas.

Eso es lo maravilloso de nuestro cuerpo, que es tan inteligente que se adapta absolutamente a todo.

¿Qué es el sobre entrenamiento?

Se conoce como el sobre entrenamiento el hecho de exigirle a nuestro cuerpo más de lo que nos puede dar.

Se ve mucho en las personas que quieren lograr resultados rápido, este tipo de atletas que tienen poca paciencia, entrenan de forma descontrolada, tal vez no tienen una estructura de entrenamiento, no tienen control de cuántos días le están dando a cada grupo muscular para que este se pueda recuperar.

Está comprobado científicamente que cada grupo muscular necesita un mínimo de 72 horas para poder recuperarse, considerando que lo estamos alimentando de la manera adecuada.

Pero yo pienso que el sobre entrenamiento no tiene tanto que ver con la frecuencia de entreno, sino que tiene que ver con nuestra alimentación. Porque hay personas que pueden esperar 72 horas para poder entrenar ese mismo grupo muscular, pero durante todo ese periodo de tiempo no le han dado al cuerpo los aminoácidos necesarios para que este pueda cumplir con su etapa anabólica, o su etapa de recuperación para llamarlo de una manera más simplificada.

Entonces es cuando se produce un sobre entreno, y claro está, que si sobre entrenamos o no nos alimentamos de la manera correcta, primero, los resultados van a ser mediocres, segundo vamos a terminar lastimando nuestro cuerpo, nuestras coyunturas, nuestras articulaciones como también se le llaman.

Vamos a terminar lastimando y desgastando tendones y ligamentos y peor aún, lastimando nuestro sistema nervioso central.

El cuerpo necesita suficiente tiempo y suficientes nutrientes para poder recuperarse. El músculo crece cuando está recuperándose, el músculo no crece cuando está siendo entrenado en el gimnasio.

Esto es algo de lo que se ha hablado repetidamente y que al sol de hoy pocas personas entienden. Los músculos van a crecer mientras nosotros estamos descansando ese grupo muscular específicamente mientras trabajamos otros grupos musculares, pero le estamos dando a ese grupo muscular la cantidad de aminoácidos necesarios, refiriéndonos claro a la proteína que está compuesta por aminoácidos.

Lo que necesita con exactitud de acuerdo a nuestro cuerpo y a nuestra capacidad, a la intensidad en la que entrenamos y a la cantidad de músculo que tenemos, es la cantidad de proteína que vamos a requerir para que podamos reparar de una forma adecuada, de lo contrario no vamos a lograr avanzar.

Esa es la ventaja que tienen las personas que le dan uso a la farmacología, a los esteroides anabólicos androgénicos.

Lo que estos hacen es que aumentan las síntesis proteica, por lo tanto el tiempo de recuperación es mucho más corto

. Una persona que utiliza farmacología no tiene que esperar 72 horas para poder entrenar ese grupo muscular de nuevo, con 36 horas es más que suficiente para recuperar y volver a entrenar esas fibras.

Obviamente no es solamente de la farmacología, porque aunque se utilicen estos, sin la existencia de proteína no se puede generar una buena síntesis proteica.

De igual forma si entrenamos lo suficientemente pesado no vamos a lograr las miorupturas, esa etapa de carbonización que nuestro cuerpo necesita para poder seguir creciendo.

El querer levantar mucho peso.

Creo que uno de los errores más comunes que vemos en el gimnasio, es que hay personas que tratan de levantar demasiado peso.

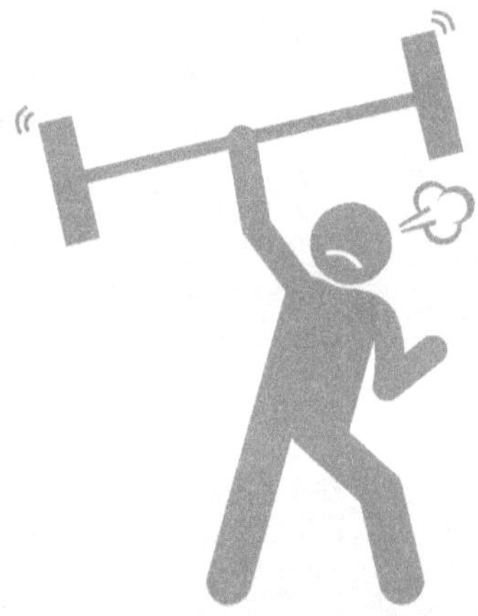

Entendemos que se necesita aplicar cargas progresivas para poder avanzar en el aumento de músculo, cargas progresivas significa que cada vez que nosotros entrenamos cierto grupo muscular, tenemos que exigirle más, tenemos que gradualmente ir incrementando el peso para que nuestro cuerpo pueda seguir cambiando.

Sin embargo el aumento de las cargas tiene que hacerse de una manera controlada y aplicando la regla más importante dentro del entrenamiento, la ejecución.

Es muy importante que aumentemos el peso en los ejercicios, siempre y cuando respetemos la ejecución del movimiento, que no rompamos la forma.

De nada sirve si aumentamos un montón de peso y cuando hacemos el ejercicio lo estamos haciendo de una manera descontrolada que nos pone en riesgo.

Riesgo de lastimarnos o simplemente no activamos de manera efectiva el músculo que pretendemos entrenar. Aparte por eso recuerda siempre que no puedes aumentar las cargas en tu entrenamiento, si esto compromete la forma en la ejecución del movimiento. Solamente vas a aumentar el peso, si puedes respetar la ejecución correcta.

Hace muchos años que yo aprendí esa lección. De joven quería mover el mundo, pensaba que el objetivo era simplemente seguir aumentando el peso en la barra, y que esto me iba a brindar resultados.

Primero si nos enfocamos mucho en el peso más que en la forma, vamos a estar trabajando fuerza.

Cuando se trabaja fuerza el cuerpo se va a volver mucho más fuerte, pero estéticamente no vamos a ver aquel gran cambio. Tenemos que asegurarnos que tenemos conocimiento de qué es lo que queremos aumentar en nosotros, la fuerza o queremos tener una mejor apariencia, porque si esta última es tu opción, deberías de entrenar con pesos moderados y enfocarte en la ejecución del movimiento.

Así que deja el ego a un lado, y enfócate en trabajar tu cuerpo de una manera inteligente.

Cómo entrenar para hipertrofia?
(Aumento muscular)

Para entrenar con el objetivo de lograr hipertrofia muscular, es importante aplicar lo siguiente:

El entrenamiento con carga es fundamental para estimular el crecimiento muscular. Deberías enfocarte en ejercicios multiarticulares que trabajen grupos musculares grandes, como sentadillas, levantamiento de peso muerto, press de banca y dominadas aunque sean asistidas. Además, es recomendable utilizar pesos que te desafíen y realizar entre 8 y 12 repeticiones por serie. No tengas miedo a este tipo de ejercicios, lo único que obtendrás son beneficios, solo asegúrate de hacer la ejecución correcta.

Asegúrate de tener un buen volumen de entrenamiento, osea la cantidad total de trabajo que realizas, esto incluye el número de series y repeticiones. En general, se sugiere realizar de 3 a 4 series por ejercicio y de 8 a 12 repeticiones por serie.

Para obtener resultados, es necesario aumentar gradualmente la carga de trabajo a medida que el cuerpo se adapta. Puedes hacerlo aumentando la cantidad de peso que levantas, añadiendo repeticiones o incorporando ejercicios más desafiantes.

El descanso es esencial para permitir que los músculos se recuperen y crezcan. Es recomendable descansar al menos 48 horas entre las sesiones de entrenamiento de un mismo grupo muscular.

La dieta es clave para favorecer el desarrollo muscular. Asegúrate de consumir suficientes calorías y obtener la cantidad adecuada de proteínas, carbohidratos y grasas saludables. Consulta con un nutricionista para establecer un plan de alimentación acorde a tus necesidades vale la pena la inversión.

No subestimes la importancia de un buen descanso y sueño adecuado. El cuerpo necesita tiempo para recuperarse y reparar los tejidos musculares dañados durante el entrenamiento. Recuerda que cada persona es única y puede requerir un enfoque personalizado para lograr sus metas de hipertrofia muscular.

No dejes de utilizar ejercicios compuestos, estos involucran múltiples grupos musculares y articulaciones, lo que permite levantar más peso y estimular mayor respuesta muscular.

Algunos ejemplos de ejercicios compuestos son las sentadillas, el levantamiento de peso muerto, el press de banca, las dominadas y el press militar, incluirlos alrededor de los otros ejercicios.

Los resultados llegan, no importa tu edad, tu género, no importa si apenas vas a comenzar a entrenar o si ya llevas tiempo entrenando, los resultados están allí para ti.

Armate de la que te dije es la herramienta más importante en fitness, la paciencia.

La alimentación es importante, el entreno es importante, incluso el descanso es sumamente importante, pero si no tenemos paciencia será mucho más probable que nos demos por vencidos.

Considera siempre que el cuerpo reacciona de formas diferentes todo el tiempo, habrá semanas en las que bajarás 2 o 3 libras, habrán semanas en las que no bajarás nada, incluso, habrá semanas en las que subiras.

Esto no significa que estás haciendo algo mal, si tienes la certeza de estar llevando el plan al pie de la letra solo sigue empujando, sigue enfocado (a), el cuerpo retiene agua cuando comemos carbohidratos, es parte de la naturaleza del mismo, el cuerpo retiene agua cuando nos deshidratamos, el cuerpo también retiene inflamación intestinal cuando no comemos suficiente fibra o cuando algunos alimentosnoscaenpesados. Nodejesdeentrenar, no abandones la dieta.

Uno de los errores más comunes que veo en las personas que entreno es el dejar la dieta porque un alimento no les gustó.

Comiendo lo que nos gusta es cómo engordamos, si queremos ver resultados tenemos que comer para esto, elegir alimentos que nos den la nutrición que necesitamos más allá del placer en el paladar.

Entonces, miremos la comida como un instrumento, no como un placer, por lo menos mientras estamos en el proceso.

Otra cosa muy importante que tienes que considerar es para perder grasa corporal no es solamente de hacer dieta, es de aprender a comer, porque al lograr el peso que deseamos, si retomamos los malos hábitos alimenticios seguramente nos engordaremos de nuevo, entonces, este es un proceso de aprendizaje, porque tenemos que aprender a tener un estilo de alimentación que vaya de acuerdo con nuestro cuerpo y nuestro mantenimiento para evitar un rebote.

Por esta razón, asegúrate de tomarte tu tiempo, no aceleres el proceso, no te engordaste en dos meses, tampoco bajarás la grasa en dos meses, esto tomará tiempo y mucho sacrificio.

En una ocasión una clienta me dijo que no podía asistir a su entrenamiento porque tenía un compromiso con una amiga, el compromiso de salir a cenar y tomar.

Entiendo que todos tenemos una vida social le comentê, pero también usted tiene que entender que para lograr resultados concretos hay que sacrificar, y ese sacrificio va más allá del aspecto monetario, el entreno y el manejar hasta el gimnasio, ese sacrificio implica decir que no a reuniones sociales sí sabemos que estas no nos acercarán a nuestros objetivos.

La gente no entiende, a la gente poco le importa que estés en un proceso de pérdida de peso, ellos quieren pasarla bien, a ellos no les interesa nada de lo que estás haciendo, asi que considera eso, aprende a decir que no y continua con tu progreso. Qué todo y absolutamente todo lo que hagas te acerque a tus objetivos, evita todos esos hábitos y esas personas, lugares y actitudes que te alejan de tu meta. Por ejemplo, todos tenemos amigos que les gusta tomar y les gusta salir de parranda, sabemos que el alcohol no es bueno, sabemos que va a retrasar nuestro progreso, de igual manera entendemos que nuestros amigos se quieren divertir, pero si realmente nos aprecian van a comprender que estamos dentro de un proceso de recomposición corporal, y van a tener que respetarlo y si no lo hacen, pues ni modo tenemos que seguir con nuestro proceso, porque? Porque es usted quien está haciendo la inversión de dinero, tiempo y dedicación, y a la larga es usted quien va a ver los resultados y que nos va a disfrutar, es usted quien está sudando y pasando por todo ese sacrificio que se requiere para modificar nuestro cuerpo.

Éste es el tipo de situaciones en las que yo pienso que debemos de ser un poco narcisistas, con esto quiero decir que es un momento en el que el enfoque principal tiene que ser nosotros y nuestros objetivos, porque de lo contrario vamos a caer en el error de salirnos del plan, y vamos a buscar cualquier forma para justificar el no haber terminado con el programa, típicamente la responsabilidad no va a caer en nosotros como clientes, va a caer en los entrenadores o el método de alimentación que se estaba siguiendo, Por qué no somos lo suficientemente sensatos como para aceptar que fue nuestra culpa el no haber continuado con el proceso.

Con esto me despido, no sin antes darte las gracias por haber adquirido libro y confiado en mi profesionalismo, toma siempre en consideración que toda la información que acabas de leer tiene fundamento científico, aparte de eso esos son todos y cada uno de los métodos que yo utilizo para lograr los mejores resultados en mis clientes, hombres y mujeres.

Como el título del libro lo indica, **la simplicidad de la pérdida de peso**. Realmente no es algo complicado, lo que pasa es que se requiere de sacrificio, diseñar un plan de alimentación que sea efectivo es fácil, lo difícil es controlar nuestra mente y obligarnos a llevar el plan de alimentación.

Lo vamos a encontrar aburrido, lo vamos a encontrar incómodo, pero de eso se trata, nuestro cuerpo solamente va a cambiar cuando lo pongamos bajo un estrés al que no está acostumbrado, y con esto no nos referimos únicamente al entrenamiento, sino también a la alimentación, dicen que la alimentación juega un 70% y el entrenamiento un 20%, el esfuerzo se tiene quedar en los dos a un 100%, pero lo que sí te puedo garantizar es que en mi caso como entrenador personal y preparador, yo he tenido personas que llevan su alimentación al pie de la letra aunque su entrenamiento no sea del todo efectivo, y logran mejores resultados que aquellas personas que entrenan como salvajes pero que son demasiado indisciplinados a la hora de hacer sus elecciones alimenticias.

Recuerda también que todos comenzamos en algún lado, todas esas personas que admiras y ves en las redes sociales, esa amiga tal vez que tiene un bonito cuerpo y que entrena mucho, todos y cada una de esas personas comenzaron de alguna manera, y todas comenzaron con confusión, con miedo, con torpeza en muchas ocasiones, sin saber ejecutar los movimientos, sin saber nada absolutamente nada de macro y micro nutrientes, pero todos pasaron por el proceso de aprendizaje y todos se enamoraron de los resultados.

Esto es lo mismo que va a pasar contigo, una vez comiences tu proceso y puedas ir identificando como tu cuerpo va evolucionando, te vas a enamorar a tal punto que todo lo que en este momento se te hace difícil se volverá placentero, porque a la larga no existe una mejor motivación que los mismos cambios que nosotros vemos en el espejo y mejor aún en nuestra salud en general.

Éste libro está dedicado a todas esas personas que quieren comenzar a entrenar y no saben cómo ni dónde, también está dedicado a todas esas personas que a lo largo de los años han confiado en mi profesionalismo y mi conocimiento para trabajar en sus cuerpos. Les agradezco infinitamente y créame que de mi parte solamente van a recibir lo mejor, y de seguir estudiando, y de seguir preparándome para poder brindarles siempre el mejor entrenamiento La mejor guía de alimentación y suplementación, como entrenador no hay nada que me inspire más que los resultados de mis clientes y la felicidad en sus caras, que Dios los bendiga a todos y nos vemos en otro libro más.

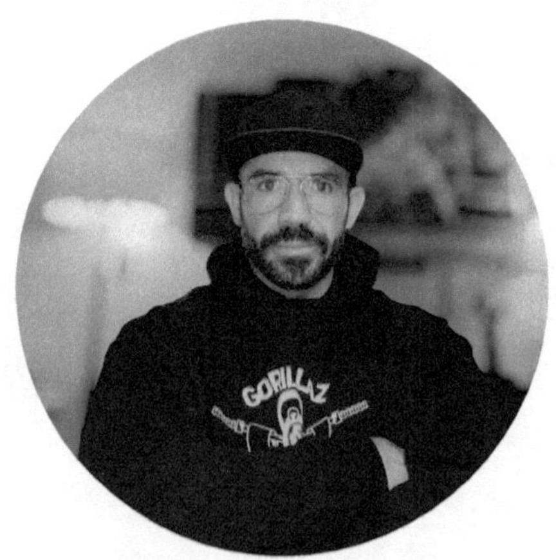

Att. Coach Eli